ナースビギンズ

一人前をめざすナースのための
明日から使える看護手技

気づいて見抜いてすぐ動く

急変対応と蘇生の技術

［編集］
三上剛人
吉田学園医療歯科専門学校救急救命学科／
一般社団法人日本救急ケア開発研究所

南江堂

執筆者一覧

● 編集

三上　剛人 (みかみ　たけひと)	吉田学園医療歯科専門学校救急救命学科／一般社団法人日本救急ケア開発研究所

● 執筆 （項目順）

三上　剛人 (みかみ　たけひと)	吉田学園医療歯科専門学校救急救命学科／一般社団法人日本救急ケア開発研究所
増山　純二 (ますやま　じゅんじ)	長崎みなとメディカルセンター市民病院　救急看護認定看護師
伊藤　尋美 (いとう　ひろみ)	旭川医科大学病院救命救急センター　救急看護認定看護師
苑田　裕樹 (そのだ　ゆうき)	日本赤十字九州国際看護大学クリティカルケア・災害看護領域／一般社団法人日本救急ケア開発研究所
小池　伸享 (こいけ　のぶゆき)	日本赤十字九州国際看護大学／前橋赤十字病院　救急看護認定看護師
伊藤　敬介 (いとう　けいすけ)	高知医療センター救命救急センター　救急看護認定看護師
石井　恵利佳 (いしい　えりか)	日本看護協会看護研修学校認定看護師教育課程救急看護科　救急看護認定看護師
上川　智彦 (かみかわ　ともひこ)	山梨県立中央病院　救急看護認定看護師
笠原　真弓 (かさはら　まゆみ)	浜松医療センター救命救急センター　救急看護認定看護師
河合　正成 (かわあい　まさなり)	敦賀市立看護大学看護学部

序　文

　本書を手にとっていただいた方の中には，急変をまだ経験したことがないが，遭遇したときのために勉強したいという方，すでに経験され振り返りのために勉強したいという方もいるかと思います．どちらも急変対応に強くなりたい，急変が起こったときに先輩看護師に任せておく自分ではなく，動ける看護師になりたいと思っているのだと思います．

　急変の本をいろいろ手にとってみたけれど，何から手を付けていいのかわからない，自分が経験した急変を振り返っても応用力が身につかない，もっと実践的に急変対応を学ぶにはどうしたらいいのか？　そんな臨床看護師の声をもとに編集されたのが本書です．

　本書で使われている「急変プロトコール」を実践していれば，急変時に慌てることも，取り乱すことも，どうしていいかわからなくてフリーズすることもなくなります．今からこのメソッドを身につけると，これから先も急変時にはエキスパートと同様の行動が可能になります．なぜなら，この急変プロトコールは百戦錬磨の救急看護のエキスパートが開発したものだからです．

　「急変プロトコール」は，4つのSTEPを踏んでいきます．STEP 1：初期アセスメントとバイタルサインで緊急度を判断，STEP 2：救急処置と準備・介助，STEP 3：急変の原因検索，STEP 4：急変状況を的確に伝えるドクターコールです．

　最初のSTEP 1では，簡便な方法で緊急度判定を行い，急変を認知するところから始まります．STEP 2の救急処置では，急変に共通して必要な処置の準備を行います．循環器だからこの処置，消化器外科だからこの処置というのではなく，いかなる急変でも絶対に行うことを取り上げています．そして，STEP 3では何が起こっているのか，その原因を考えていきます．フィジカルアセスメントや病態の知識を駆使して推論していきます．本書では絶対に覚えておきたい救急症候にしぼり，救急看護のエキスパートが大事なポイントをわかりやすく記載しています．そして，STEP 4では医師への報告．ここでは的確な報告を行うにはどうしたらいいか，解説されています．

　この急変プロトコールの実際を学ぶシミュレーション・シナリオも多数掲載しています．これは自己学習だけではなく，院内でのトレーニングなど，さまざまに活用していただけるものと思います．

　さあ，この急変対応メソッドを身につけて急変に強い，対応に自信をもてる看護師をめざしましょう！

2016年11月

三上剛人

気づいて見抜いてすぐ動く　急変対応と蘇生の技術
CONTENTS

第1部　急変対応編

第1章　急変対応と急変プロトコール

A　急変対応における看護師の役割 　三上剛人　3

B　緊急度と重症度 　増山純二　5
1. 緊急度と重症度の概念 …………………………………… 5
2. 内科疾患や病態の緊急度と重症度 ……………………… 5
3. 酸素供給と緊急度 ………………………………………… 6

C　急変プロトコール 　増山純二　7
1. 患者が急変するプロセス ………………………………… 7
2. 患者急変プロトコール …………………………………… 8

第2章　急変プロトコールの各STEPの解説

STEP 1　初期アセスメントとバイタルサイン 　増山純二　10
1. 全体的な印象 ……………………………………………… 10
2. 気道 ………………………………………………………… 11
3. 呼吸 ………………………………………………………… 11
4. 循環 ………………………………………………………… 12
5. 意識 ………………………………………………………… 13
6. バイタルサイン測定 ……………………………………… 14

STEP 2　救急処置の準備・介助　　15

A　急変時の基本対応　O・M・I　　三上剛人　15

1. O：oxygen（酸素投与）　　15
2. M：monitor（モニター装着）　　15
3. I：infusion/injection（点滴/注射）　　16

B　OMI後のA・B・C・Dの再評価と蘇生の方法　　三上剛人　17

1. 気道（A：airway）の評価と蘇生　　17
2. 呼吸（B：breathing）の評価と蘇生　　18
3. 循環（C：circulation）の評価と蘇生　　18
4. 意識（D：dysfunction of CNS）の評価と蘇生　　19
   - Column　ABCDをちょっと詳しく！　酸素の運搬　　（増山純二）　20

C　院内の心停止に対する蘇生　　伊藤尋美　22

1. 院内の急変対応　　22
   - Column　救命の連鎖　　（伊藤尋美）　23
2. 心拍再開後の治療と看護の役割　　27
3. 予後判定・蘇生の中止基準，蘇生されなかった場合の対応　　29

D　心肺停止の原因 4H4T　　伊藤尋美　32

1. 4つのH　　32
2. 4つのT　　34

STEP 3　急変の原因をさぐる　　37

A　臨床推論とは　　増山純二　37

1. 看護師が行う臨床推論　　37
2. 臨床推論の実際　　38
3. 症候と仮説形成　　38
4. 医療面接（問診）　　39
   - Column　臨床推論のいろいろ　　（増山純二）　42

B ショックの原因と観察　　　　　増山純二　43

1. ショックの定義 …………………………………………… 43
2. ショックの分類 …………………………………………… 44
3. 急変プロトコールの実際 ………………………………… 44
4. 各ショックの病態と治療 ………………………………… 46

C 胸痛の原因と観察　　　　　苑田裕樹　52

1. 胸痛の原因一覧 …………………………………………… 52
2. 各原因の病態解説　〜必要となる処置と治療〜 ……… 52
3. 観察点 ……………………………………………………… 59
4. 見逃してはいけない病態 ………………………………… 61

D 呼吸困難の原因と観察　　　　　小池伸享　62

1. 呼吸困難の原因一覧 ……………………………………… 62
2. 各原因の病態解説　〜必要となる処置と治療〜 ……… 63
3. 観察点 ……………………………………………………… 68
4. 見逃してはいけない原因とそれを見抜く方法 ………… 70
   - Column　ABCDをちょっと詳しく！ 呼吸調節 （増山純二）72

E 意識障害の原因と観察　　　　　伊藤敬介，石井恵利佳　74

1. 意識障害とは ……………………………………………… 74
2. 意識障害の原因 …………………………………………… 74
3. 各原因の病態解説 ………………………………………… 75
4. 観察点　〜全身観察と既往歴からの原因検索〜 ……… 80
5. 見逃してはいけない原因 ………………………………… 87

F 腹痛の原因と観察　　　　　伊藤尋美　91

1. 腹痛の原因 ………………………………………………… 91
2. 各原因の病態解説 ………………………………………… 92
3. 観察点 ……………………………………………………… 96
4. 見逃してはいけない原因とそれを見抜く方法 ………… 96
   - Column　低体温でなぜ死ぬのか？ （上川智彦）99

G 頭痛の原因と観察 　　　　　　　　　　　　　　　　　　　石井恵利佳　100

1. 頭痛の原因一覧 ……………………………………………… 100
2. 各原因の病態解説 …………………………………………… 100
3. 観察点 ………………………………………………………… 103
4. 見逃してはいけない原因 …………………………………… 107

STEP 4　急変状況を的確に伝える　SBAR 　　　石井恵利佳　108

A 急変状況の報告　108

1. 報告の一定の形式 …………………………………………… 108
2. 報告のポイント ……………………………………………… 110
3. 報告ツールを用いることのメリット ……………………… 110

B ほかの看護師への報告・要請　111

C 医師への報告・要請　112

D 事例を用いた報告の練習　113

第3章　急変シミュレーション・シナリオ

A 「胸痛」の急変対応の実際①　　　　　　　　増山純二，苑田裕樹　121

1. 胸痛の急変プロトコール …………………………………… 121
2. 事例紹介 ……………………………………………………… 122
3. STEP 1：初期アセスメントとバイタルサイン …………… 122
4. STEP 2：救急処置の実践と準備 …………………………… 123
5. STEP 3：原因検索と検査の準備 …………………………… 123
6. STEP 4：医師への報告：ISBARC ………………………… 126

B 「胸痛」の急変対応の実際②　　　　　　　　苑田裕樹，増山純二　127

1. 胸痛の急変プロトコール …………………………………… 127

2. 事例紹介 128
   3. STEP 1：初期アセスメントとバイタルサイン 128
   4. STEP 2：救急処置の実践と準備 129
   5. STEP 3：原因検索と検査の準備 129
   6. STEP 4：医師への報告：ISBARC 132

C 「呼吸困難」の急変対応の実際① 　　　笠原真弓，小池伸享　133

   1. 呼吸困難の急変プロトコール 133
   2. 事例紹介 134
   3. STEP 1：初期アセスメントとバイタルサイン 134
   4. STEP 2：救急処置の実践と準備 135
   5. STEP 3：原因検索と検査の準備 135
   6. STEP 4：医師への報告：ISBARC 139
       Column　NSAIDs .... （笠原真弓）140

D 「呼吸困難」の急変対応の実際② 　　　笠原真弓，小池伸享　141

   1. 呼吸困難の急変プロトコール 141
   2. 事例紹介 142
   3. STEP 1：初期アセスメントとバイタルサイン 142
   4. STEP 2：救急処置の実践と準備 143
   5. STEP 3：原因検索と検査の準備 143
   6. STEP 4：医師への報告：ISBARC 147

E 「腹痛」の急変対応の実際① 　　　三上剛人，伊藤尋美　148

   1. 腹痛の急変プロトコール 148
   2. 事例紹介 149
   3. STEP 1：初期アセスメントとバイタルサイン 149
   4. STEP 2：救急処置の実践と準備 150
   5. STEP 3：原因検索と検査の準備 150
   6. STEP 4：医師への報告：ISBARC 153

F 「腹痛」の急変対応の実際② 　　　三上剛人，伊藤尋美　154

   1. 腹痛の急変プロトコール 154
   2. 事例紹介 155
   3. STEP 1：初期アセスメントとバイタルサイン 155

- 4. STEP 2：救急処置の実践と準備 …… 156
- 5. STEP 3：原因検索と検査の準備 …… 156
- 6. STEP 4：医師への報告：ISBARC …… 158

G 「意識障害」の急変対応の実際① 　　　伊藤敬介，石井恵利佳　159

- 1. 意識障害の急変プロトコール …… 159
- 2. 事例紹介 …… 160
- 3. STEP 1：初期アセスメントとバイタルサイン …… 160
- 4. STEP 2：救急処置の実践と準備 …… 161
- 5. STEP 3：原因検索と検査の準備 …… 162
- 6. STEP 4：医師への報告：ISBARC …… 163

H 「意識障害」の急変対応の実際② 　　　石井恵利佳，伊藤敬介　164

- 1. 意識障害の急変プロトコール …… 164
- 2. 事例紹介 …… 165
- 3. STEP 1：初期アセスメントとバイタルサイン …… 165
- 4. STEP 2：救急処置の実践と準備 …… 166
- 5. STEP 3：原因検索と検査の準備 …… 166
- 6. STEP 4：医師への報告：ISBARC …… 168
  - Column　中毒でなぜ死ぬのか？ ……（上川智彦）169
  - Column　熱中症でなぜ死ぬのか？ ……（上川智彦）170

第4章　特殊な状況下の急変場面

A 事故遭遇時の呼吸困難 　　　小池伸享　171

- 1. 事例紹介 …… 171
- 2. 事例の解説 …… 171
- 3. アセスメントの視点 …… 172
- 4. すぐにでもやるべきこと …… 172

B 体位変換時の循環の悪化 　　　小池伸享　174

- 1. 事例紹介 …… 174
- 2. 事例の解説 …… 174

  3. アセスメントの視点 ……………………………………………………… 175
  4. すぐにでもやるべきこと ………………………………………………… 176

C トイレでの意識消失 　　　　　　　　　　　　　　　　　苑田裕樹　177

  1. 事例紹介 …………………………………………………………………… 177
  2. 事例の解説 ………………………………………………………………… 177
  3. アセスメントの視点 ……………………………………………………… 178
  4. すぐにでもやるべきこと ………………………………………………… 179

D 入浴中の意識消失 　　　　　　　　　　　　　　　　　　苑田裕樹　180

  1. 事例紹介 …………………………………………………………………… 180
  2. 事例の解説 ………………………………………………………………… 180
  3. アセスメントの視点 ……………………………………………………… 180
  4. すぐにでもやるべきこと ………………………………………………… 182
    Column 溺水が招く死 ……………………………………（上川智彦）183

E 食事中の窒息 　　　　　　　　　　　　　　　　　　　　苑田裕樹　184

  1. 事例紹介 …………………………………………………………………… 184
  2. 事例の解説 ………………………………………………………………… 184
  3. アセスメントの視点 ……………………………………………………… 185
  4. すぐにでもやるべきこと ………………………………………………… 185

第2部　蘇生の技術編

第1章　心停止に対する蘇生：一次救命処置（BLS）

A 病棟における心停止への対応 　　　　　　　　　　　　河合正成　189

  1. 成人に対する一次救命処置（BLS）……………………………………… 189
  2. 小児に対する一次救命処置（BLS）……………………………………… 191
  3. 乳児に対する一次救命処置（BLS）……………………………………… 192

B　BLS（一次救命処置）の実際　　　　　　　　　　　　　　河合正成　193

1. 傷病者周囲の状況確認を行う　193
2. 救助者自身の感染防御を行う　194
3. 意識の確認　194
4. 人を集める，物を集める　195
5. 気道確保　196
6. 呼吸の確認　197
7. 脈拍の確認　198
8. 胸骨圧迫　199
9. 人工呼吸　①口鼻対マスクで行う方法　201
10. 人工呼吸　②口鼻対バッグバルブマスクで行う方法　202
11. 胸骨圧迫と人工呼吸の回数　203
12. 救助者2人によるBLS　204
13. AEDを使用する　205

第2章　心停止に対する蘇生：二次救命処置（ALS）

A　病棟における心停止への対応　　　　　　　　　　　　　　伊藤尋美　209

1. 成人に対する二次救命処置（ALS）　209

B　ALS（二次救命処置）の実際　　　　　　　　　　　　　　伊藤尋美　211

1. 原因検索と是正　211
2. 静脈路/骨髄路確保　212
3. 血管収縮薬を考慮　214
4. 除細動療法　215
5. VF/VTの場合に抗不整脈薬を考慮　216
6. 気管挿管・声門上気道デバイスを考慮　216
7. 気管挿管後は連続した胸骨圧迫　219
8. $ETCO_2$モニターを使用　219

●索　引　221

第1部

急変対応編

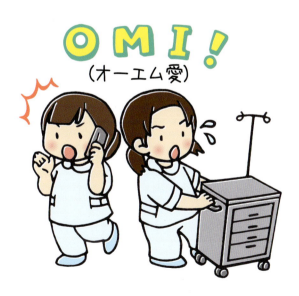

第1部

宮澤改氏を語る

第1章

急変対応と急変プロトコール

A 急変対応における看護師の役割

- 患者急変は突然起こる！　というのは本当でしょうか．欧米では，心肺停止にまで陥ってしまう患者の6〜8時間前には，生理学的に観察可能な増悪する徴候が先行しているというもの[1])や，早期に患者の異常を察知し，対応することで患者死亡率が低下し，生存退院率が増加することが明らかであるといわれています．
- そこで，急変対応における看護師の役割としては，患者に変調や異常が起きていないのかを観察を通して気づくところから始まるといっていいでしょう．ただ，急変の観察能力というと非常にむずかしいイメージがありますが，<u>生理学的な異常（バイタルサインの変調），ショックの有無，緊急性が高い疾患を見抜くこと</u>が急変の観察能力です．
- まずはこの急変を見抜く観察力を強化して急変や急変の可能性をとらえることが必要です．心肺停止に陥っているのならば心肺蘇生が必要でありプロトコールに則り行動しますが，それ以外の状態の変化は，この観察力を使って急変といえるのか，医師をよぶのか，時間的な猶予はどのぐらいあるのかなど，緊急度を判断しなければいけません．

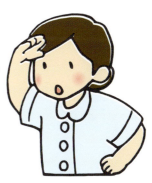

患者さんを観察して
変調に気づく
力をつけましょう

- そして，見抜いた後は重篤化を少しでも防ぐために行動することが求められます．急変と判断したのならば一人で対応せず，応援を要請して，急変対応に必要な物品を集め，医師が来るまでの間に低酸素血症や循環不全による生体へのダメージを少しでも回避できるように努めます．そして，異常所見やそれにつながる情報を収集して，<u>患者の体の中で何が起こっているのかを考えていくことが必要</u>です．
- われわれ看護師は，医学診断をくだすわけではありませんが，医師が来るまでの間，看護師ができることを必死に考え，行動することが求められます．急変時には患者に何が起こっているのか，どのような病態が関与しているかなどを推論していくことが必要です．
- つまり，急変時の最悪の事態を早期に発見するためにも，<u>生理学的異常の見方，ショック時の生体の変化，緊急性が高い状態の把握</u>を重点的に学習することが求められます．これは決してむずかしいものではありません．一部の病態では例外があるかもしれませんが，ほとんどの患者の急変を見抜くための生理学的徴候からのアプローチやショックの認知は，救急領域の特別な病態や症候の知識を必要としていません．看護師であれば誰でも身につけることができる急変対応方法であると考えます．

引用文献

1) Institute for Healthcare Improvement: 5 Million Lives Campaign. Getting Started Kit: Rapid Response Teams, 2008
http://www.ihi.org/（2016年6月30日検索）

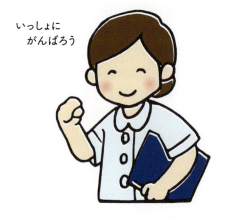

B 緊急度と重症度

1 緊急度と重症度の概念

- 緊急度・重症度の判断は，救急医療の現場では混同して使われていることが多く，また，その違いを明確に述べてある教材は少なく，本来は異なる概念です．患者が急変した際の判断は，「緊急度の判断」を重要視すべきであり，その判断を間違えることで，重症度も必然的に高くなります．
- 「重症度」とは，患者の生命および機能の予後の程度のことであり，解剖学的（病態）評価からの判断が必要とされます．「緊急度」とは，時間経過が患者の生命予後あるいは機能予後に及ぼす影響の程度を示し，生理学的評価からの判断や解剖学的評価としての病態から生理学的変化をきたす可能性を予測し判断する必要があります．

2 内科疾患や病態の緊急度と重症度

- 表1は，内科疾患や病態の緊急度と重症度の関係性を示しています．急性心筋梗塞や急性大動脈解離は，患者の生命，および機能の予後の程度もわるく重症度が高い，また，心肺停止の危険性が高い病態であるため，緊急度も高い疾患となります．上気道閉塞，アナフィラキシーショック，喘息発作などは緊急度が高い疾患ではありますが，

表1　内科疾患や病態の緊急度と重症度

緊急度高い・重症度高い	緊急度高い・重症度低い
心肺停止 出血性ショック・心原性ショック 敗血症性ショック 心不全 急性心筋梗塞 急性大動脈解離 心タンポナーデ 肺塞栓症 脳出血，くも膜下出血，脳梗塞，髄膜炎，急性頭蓋内血腫 穿孔性腹膜炎 広範囲熱傷・重症急性膵炎　　など	上気道閉塞 緊張性気胸 低血糖性昏睡 アナフィラキシーショック 喘息発作 急性睡眠薬中毒 喉頭蓋炎
緊急度低い・重症度高い	緊急度低い・重症度低い
各種進行がん 脳腫瘍 肝硬変 糖尿病性腎症 閉塞性動脈硬化症	感冒，上気道炎 急性胃腸炎 片頭痛 尿路結石 過換気症候群

すぐに処置をすることで緊急性は回避され，その結果，重症度は高くない病態となります．しかし，処置までの時間が長くなると必然的に重症度が高くなります．脳腫瘍や肝硬変などは，患者の生命，および機能の予後の程度がわるく，重症度が高い疾患となります．しかし，いますぐに呼吸停止や心停止をする可能性が低いため，緊急度は低い疾患となります．また，上気道炎，急性胃腸炎は緊急度，重症度ともに低い疾患です．

3 酸素供給と緊急度

- 私たちの身体は，大気中の酸素を取り込み，心臓の働きによって，その酸素を全身に供給し，生命に必要なエネルギーを産生し生命を維持しています．また，脳の働きも重要であり，ここが障害を受けると，呼吸，循環に影響を与えます（図1）．これらの酸素供給がうまく機能できなければ，生命が脅かされ死にいたります．つまり，気道，呼吸，循環，意識の異常をきたした場合は，緊急度が高い状態となります．

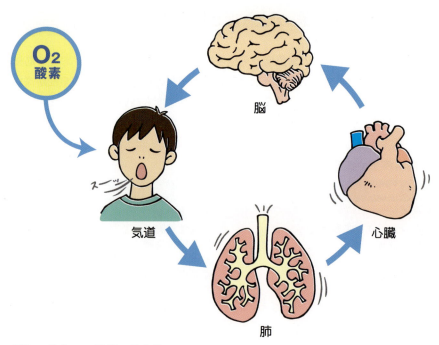

図1　体内への酸素の取り込み

C 急変プロトコール

1 患者が急変するプロセス

- 入院中に心肺停止を起こす患者の多くはその6〜8時間前までに症状の増悪の徴候を示すといわれており，また，ICU（intensive care unit：集中治療室）に入室する患者は少なくともその1時間前までに循環器系，または呼吸器系の症状に増悪が見られます．つまり，バイタルサインに着目するだけでも入院患者の急変を早期に気づくことができ，心肺停止にいたる前に介入することができます．
- 図1は患者が急変するプロセスを示しています．急変のプロセスとして，体調変化の初期の時点で気づくことができれば，患者の急変を予防することができ，図の右側の段階で発見されれば，緊急度は高い状態を示すこととなります．
- その状況を見逃すと心肺停止に陥るため，患者へアプローチする方法として，緊急度の高い病態へ変化していないかを優先的に観察する必要があります（生理学的評価：初期アセスメント）．
- 異常をきたしている場合は生理学的徴候の安定化を図ります（緊急処置）．生理学的徴候が安定した場合，もしくは安定している場合，体調の変化の原因を探り診断（解剖学的評価：重点的アセスメント），治療が開始されます．

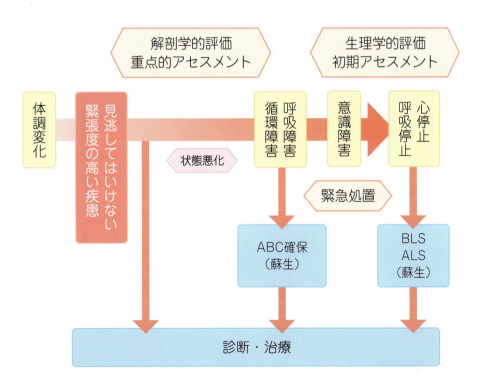

図1 患者が急変するプロセス

2　患者急変プロトコール

- 患者急変プロトコールを図2に示します．
- ナースコールがあった場合，もしくは，いつもと違うと感じた患者を発見した場合，最初に生理学的評価として初期アセスメント，バイタルサイン測定を行います（<u>STEP 1</u>）．この時点で，緊急度が高いと判断した場合，医師へコールし，酸素吸入，モニター装着，末梢静脈路を確保（輸液）します（<u>STEP 2</u>）．次に，バイタルサインが安定した場合，もしくは安定している場合，解剖学的評価として，重点的アセスメントを行います．ここでは，病態を予測し，その病態が時間経過の中で，バイタルサインへ影響を及ぼす病態かを判断し，緊急度が高い病態と判断した場合は（<u>STEP 3</u>），再度，医師へコールし，SBAR（108ページ）に沿って報告します（<u>STEP 4</u>）．医師が来室するまでは，二次救命処置や検査の準備を行います．

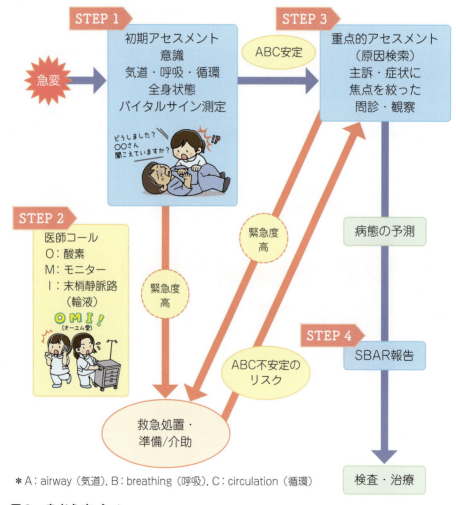

＊A：airway（気道），B：breathing（呼吸），C：circulation（循環）

図2　患者急変プロトコール

第2章 急変プロトコールの各STEPの解説

急変プロトコールの各STEPを知ろう

- 本章では，急変プロトコールの各STEPについて解説していきます．全体のSTEPを再度確認してから，各STEPの解説をみていきましょう（8ページ，図2）．

STEP 1

- 最初に生理学的評価として，初期アセスメントとバイタルサイン測定を行います．緊急度が高い場合は，STEP 2に進みます．緊急度が高くない場合は，STEP 3に進みます．

STEP 2

- ナースコールで，スタッフ，救急カート，モニターを要請し，医師へコールするように指示します．必要物品がそろい次第，酸素投与，モニター装着，末梢静脈路を確保（輸液）します．必要時，二次救命処置の準備を行います．

STEP 3

- バイタルサインが安定している場合やSTEP 2と並行しながら，解剖学的評価として，重点的アセスメントを行います．ここでは，病態を予測し，その病態が時間経過の中で，バイタルサインへ影響を及ぼすものか否かを判断します．必要時，検査の準備を行います．

STEP 4

- STEP 3で緊急度が高い病態と判断した場合は，再度，医師へコールし，詳細な報告として，SBARに沿って報告します．

STEP 1 初期アセスメントとバイタルサイン

- 初期アセスメントでは，全体的な印象をとらえながら，意識，気道，呼吸，循環の観察評価を行い，緊急度を判断します．表1に緊急度の高い生理学的評価として，バイタルサインの異常と初期アセスメントの異常を示します．

表1 緊急度の高い生理学的評価

呼吸障害	重度	SpO_2＜90％，無呼吸，瀕死の呼吸状態などの気道緊急や異物，感染，浮腫，血液，吐物誤嚥などの気道閉塞，チアノーゼ，単語のみ話せる状態で，補助呼吸が必要な状態である．
	中等度	SpO_2＜92％，呼吸補助筋の使用が著明であり，文節単位の会話，気道は確保されているが，重度から中等度の吸気性喘鳴が聞かれる．
循環障害		ショックの状態，頻脈，血圧低下，皮膚湿潤，冷感，顔面蒼白，意識レベルの低下がみられる．
意識障害	中等度〜重度	JCS II〜III桁，GCS 3〜8，けいれん持続や意識レベルが次第に悪い状態がみられる．
	軽度	JCS I〜II桁，GCS 9〜13，見当識障害がみられる．
体　温		敗血症を疑うような所見（体温＞38.0℃，脈拍＞90回/分，呼吸数＞20回/分，もしくは，循環，呼吸動態の不安定，意識障害など）を認め，元気がない状態がみられる．

［日本救急医学会ほか監：緊急度判定支援システムCTAS2008日本語版/JTASプロトタイププロバイダーマニュアル，p.28-32，へるす出版，2011より一部改変］

1 全体的な印象

- 全体的な印象としてとらえる目的は2つあります．
- 1つは，緊急度の高さを予知するために，<u>外傷の有無，大出血，不自然な倒れ方，異臭</u>などを第1印象としてとらえます．
- もう1つは，初期アセスメントをする必要があるかを第1印象として予測することです．
- ナースコールがあり，「嘔気」「呼吸困難」を訴える患者については，容易に初期アセスメントをすることができます．しかし，患者自身ががまんしている，もしくは，自身の身体の異常に気づいていない場合は自ら訴えることはしません．だからこそ，私たちは，手を差し延べ，急変に気づかなければならないのです．
- これは，非常にむずかしく，知識だけではなく経験も重要とされます．<u>目線が合わない，表情が乏しい，元気がない感じがする</u>など，気にとめなければならない状況を感じることが重要です．時には，なんとなく違う，言葉にはできないが何かを感じるなど，<u>看護師の第六感</u>で近寄ることが重要なときもあります．

2 気道

- 気道の異常は，生命維持に影響を及ぼす非常に重要なサインです．気道の開通がなければ呼吸することはできません．気道閉塞が起こっている場合には緊急度が高く，即座になんらかの対応をしなければなりません．いかなる処置よりも，気道の確保・管理は優先されます．
- 上気道の狭窄・閉塞は，意識障害に伴う機能的狭窄と，上気道の炎症，浮腫，腫瘍，異物（吐物，血液，大量の分泌物）などによる器質的狭窄に分かれます．代表疾患として，気道異物や急性喉頭蓋炎，アナフィラキシーによる喉頭浮腫などがあげられます．
- 気道開通を判断するには，声をかけて返答があるかどうかで判断します．声が出るということは，声門に空気が通っているということなので気道は開通していると判断します．意識が清明でなく返答がない場合は，胸の動き，吐息で判断します．
- 狭窄音や喘鳴，ゴロゴロ音が聞かれるときは，気道の異常を示します．また，無呼吸，瀕死の呼吸状態などの気道緊急や器質的狭窄に伴う気道閉塞時には，緊急的に気道確保が必要です．
- 上気道狭窄・閉塞のほかの症状として，窒息に伴うチョーキングサイン（185ページ），ストライダー（stridor），呼吸補助筋の使用，陥没呼吸，シーソー呼吸があります（表2）．これらは，緊急度の高さを示す症状です．

表2 上気道狭窄・閉塞の主な症状

呼吸補助筋の使用	普段の呼吸は，横隔膜の収縮により吸気が行われる．努力性の呼吸をするときは，胸鎖乳突筋や斜角筋の呼吸補助筋が使用される．
陥没呼吸	吸気時に胸骨上窩や鎖骨上窩や肋間の陥没がみられる．
シーソー呼吸	呼吸時に胸部が下がり腹部が膨らみ呼気時はその逆の呼吸様式となる．
ストライダー	呼気性喘鳴のことをいう．

3 呼吸

- 呼吸の一連の動きをみてみましょう．
- 延髄にある呼吸中枢から，呼吸の指令が発信され，胸郭が広がり，胸腔が陰圧になることにより，吸気が肺に流入してきます．そして，肺胞では流入した吸気と血液との間でガス交換が行われます．この流れのいずれかが障害されると，体内への酸素の取り込みは十分に行われなくなります．
- 呼吸不全の症状として，呼吸補助筋の使用や陥没呼吸，断片的な会話，著明な発汗，不穏などがみられます．
- 観察方法として，「見て，聞いて，感じて，（触って）」で評価を行います．呼吸の深さ，速さ，リズムの視診は重要であり，呼吸が28〜30回/分以上の速くて浅い呼吸や，8回

/分以下の徐呼吸は体の中で生理学的異常をきたす何かが起こっていると判断します．
- とくに呼吸補助筋の使用は緊急度が高い状態を示します．そのほかに，陥没呼吸，鼻翼呼吸，口すぼめ呼吸などの努力性呼吸の所見や脳疾患障害時にみられる，チェーン－ストークス（Cheyne-Stokes）呼吸やビオー（Biot）呼吸などのリズム異常の所見も重要となります．これらの所見は緊急度が高い状態を示します．

4 循環

- 循環の評価で重要なのが，ショックに陥っていないかどうかです．ショックとは，単に血圧が下がっていることを示すわけではなく，末梢組織における酸素の供給と需要が不均衡になった循環異常の状態を意味しています．
- 循環の維持には「血液（循環血液量）」，「ポンプ作用（心臓）」，「血管容積（末梢血管抵抗）」の3つの要素が関係しています．いずれかが急激に変調をきたすと，主要臓器への血流が低下して組織代謝に異常を起こし，細胞機能が保てなくなるショック状態となります．
- ショックを早期にとらえるための代表的な指標がショックの5Pといわれる5つの徴候です．

> **ショックの5P**
> ①蒼白（pallor）
> ②虚脱（prostration）
> ③冷汗（perspiration）
> ④脈拍触知不能（pulselessness）
> ⑤呼吸不全（pulmonary deficiency）

- さらに，ショックの3徴として，①蒼白で湿った皮膚（蒼白，冷汗），②弱い脈，③無欲，無関心（虚脱），があります．
- ショックの5Pと3徴に含まれている皮膚所見は，ショックを見抜く重要な観察ポイントです．循環障害が生じると重要臓器に血液を送るために交感神経が緊張し，皮膚などの末梢の血管を収縮させるために蒼白の皮膚所見がみられます．
- 冷汗は，カテコラミンの分泌が起こり汗腺が刺激されることで起こります．鳥肌が立っていることがみられることがあります．
- ただし，ショックのタイプによっては蒼白，冷汗を起こさないものもあります．それは，血液分布異常性ショックで，代表的なのがアナフィラキシーや敗血症，脊髄損傷などの神経障害です．これらは，血管の拡張が起こるために蒼白や冷汗は起こりません．
- 次に，大切なのが脈拍の触知です．橈骨動脈にて脈の強弱，速さを感じます．急変時には，血圧測定が必ずしも優先されるわけではなく，脈拍で大まかな血圧の把握を行います（表3）．橈骨動脈が触れていれば収縮期血圧は一般的には80mmHgは保たれていると判断できます．

- さらに，爪を圧迫して圧迫を解除したときに赤みが戻るまでの時間を測定し，循環不全の存在を簡便に把握する方法もあります．これは爪床圧迫試験（ブランチテスト）や毛細血管充満時間（capillary refill time）といいます．
- ショックの詳しい解説は，「2章STEP3－B　ショックの原因と観察」（43ページ）を参照してください．

表3　脈拍触知による血圧予想

頸動脈＞60mmhg
大腿動脈＞70mmhg
橈骨動脈＞80mmhg

5　意識

- 意識障害はさまざまな原因で起こります．脳出血や脳梗塞など頭蓋内病変だけとは限りません．呼吸の異常でも，酸素が脳に行かず低酸素の状態になり意識レベルが低下します．ショックでも脳血流が低下すると意識障害が起こります．原因はなんであれ，急変時には中枢神経障害を把握することが重要になります．
- 重篤な場合は，呼吸の命令を出すこともできなくなり，生命を脅かすことになります．その際，意識レベルの評価ツールにはJCS（Japan Coma Scale）（81ページ）やGCS（Glasgow Coma Scale）（81ページ）がありますが，詳細な意識レベルの把握に時間をかけるよりも，まずは表4にあるように4段階のAVPUスケールで簡潔に評価します．
- 脳卒中や頭部外傷などの頭蓋内病変に対して，急変時に行える処置は残念ながらありませんが，呼吸の異常や循環の異常によって起こる，いわゆる頭蓋外病変への対処は可能です．
- A（気道）・B（呼吸）・C（循環）の評価と蘇生処置をすることがD（意識）の異常に対する処置として重要となります．

表4　AVPUスケール

A	Alert（意識清明）
V	responds to Vocal（呼びかけに反応する）
P	responds to Pain（痛み刺激に反応する）
U	Unresponsive（反応なし）

6 バイタルサイン測定

- 初期アセスメントで緊急度が高いと判断した場合，もしくは，急変のリスクがある患者についてはバイタルサインを測定します．気道，呼吸，循環，意識については上記に述べましたが，体温について，発熱だけで緊急度の高さを判断することは困難です．
- そのため，<u>敗血症を疑うような所見</u>（体温38.5℃以上，脈拍＞90回/分，呼吸回数＞20回/分，もしくは，<u>循環，呼吸動態の不安定，意識障害など</u>）を認め，<u>元気がない場合</u>は，<u>緊急度が高い</u>と判断します．

参考文献
1) 滝澤 始ほか監：病気がみえる呼吸器Vol.4，改訂第2版，メディックメディア，2013
2) 日本医療教授システム学会監：患者急変対応コースfor Nurses ガイドブック，中山書店，2008
3) 児玉貴光，藤谷茂樹監：RRS院内救急対応システム―医療安全を変える新たなチーム医療，メディカル・サイエンス・インターナショナル，2012

STEP 2 救急処置の準備・介助

A 急変時の基本対応　O・M・I

- 通常、蘇生という言葉は心肺蘇生の意味で使われますが、ここでは生命維持サイクルを脅かす障害から回復させ正常な機能に戻すことの処置すべてを表します。
- その蘇生処置として、行ったほうがよいとされるのがO：oxygen（酸素投与）、M：monitor（モニター装着）、I：infusion/injection（点滴/注射）です。

1　O：oxygen（酸素投与）

- さまざまな原因で起こる肺での酸素化の障害のみならず、各種ショックによる循環の異常、頭蓋内疾患によって起こる気道、呼吸の異常からくる低酸素などが酸素投与の適応となります。投与器具と吸入酸素濃度は表1のとおりです。

表1　酸素の投与器具と吸入酸素濃度の目安

	鼻カニューレ	フェイスマスク	リザーバー付フェイスマスク	ベンチュリーマスク
適応	軽度の低酸素血症	状態の落ちついた中等度の低酸素血症	重症の低酸素血症 重症外傷	比較的正確な吸入酸素濃度が必要な場合
投与酸素流量と期待される酸素濃度	1L/分→24% 2L/分→38% 4L/分→36%	4L/分→40% 6L/分→50% 8L/分→60%	6L/分→60% 8L/分→80% 10L/分→99%	24〜50%で調整可能

2　M：monitor（モニター装着）

- リアルタイムに観察を継続するために使用します。心電図（electrocardiogram：ECG）や、パルスオキシメーター、自動血圧計などがあり、これらのデータが1つの画面にまとまったマルチモニターを使用します（図1）。

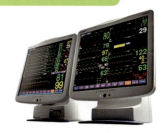

図1　マルチモニター
（写真提供：フクダ電子株式会社）

3　I：infusion/injection（点滴/注射）

- 略語はIを用いているため点滴や注射を意味する言葉になりますが，ここでは輸液と静脈路確保の総称として使用します．
- まず，輸液の目的は，水分補給や電解質補給，補正などがあります．静脈路確保の目的は，静脈注射を円滑に行うためです．これらはいずれもショックや不安定な循環動態において，循環を補助するために行われることです．
- 輸液の経路は，急変時には末梢静脈を選択します．一般的には上肢の太い血管を第1選択とします（図2）．

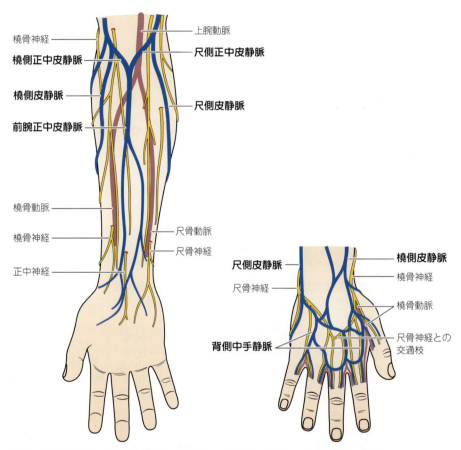

図2　静脈注射に適した前腕の静脈と，穿刺の危険のある動脈，神経
(聖路加国際病院静脈注射研修プロジェクト（編）：ナースがおこなう静脈注射―安全に実施するための知識と技術，p.38，南江堂，2005より引用)

B　OMI後のA・B・C・Dの再評価と蘇生の方法

1　気道（A：airway）の評価と蘇生

- 気道の閉塞がある場合に行う手技を用手的気道確保手技といいます．
- その1つに，頭部後屈あご先挙上法があります．自分の手を患者の額に当てて，もう一方の手をあご先に当てます．そのまま頭部を反らすようにしつつ顎を上げていきます．
- こうすることで，落ち込んでいた舌が上方に持ち上げられて，空気の通り道が確保されることを期待して行います（図1）．
- もう1つの方法として，下顎挙上法があります．この方法は，外傷など首の安静を保ちたいときや，後縦靱帯骨化症や呼吸筋群の萎縮などで頭部の後屈が不可能な場合も用いられます．
- 頭部後屈あご先挙上法では，頸部を後方に反らせるために頸部に過伸展が起こります．そのため，外傷で頸椎にダメージがある場合は，損傷を増悪させてしまう可能性があります．やり方は，患者の下顎角に自分の指を当てて，首が後屈しないように下顎を上方に持ち上げます．
- 気管挿管の適応[1]
  - 患者に意識障害が生じ，舌根沈下などにより自分で気道が保てなくなる場合．
  - 出血，異物，解剖学的異常により気道確保が困難になる場合．
  - 医療上の必要性から呼吸を抑制する薬剤（麻酔薬，鎮痛薬など）を使用した場合．
  - 嚥下反射や咳嗽反射が十分でなくなり，誤嚥の危険性が増加する場合．

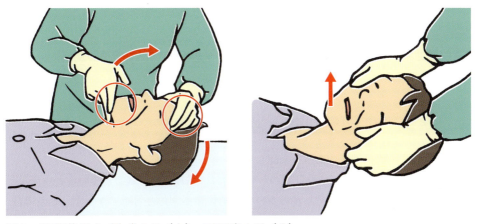

図1　頭部後屈あご先挙上法（左），下顎挙上法（右）

2　呼吸（B：breathing）の評価と蘇生

- パルスオキシメーターによるSpO_2測定を行い，酸素投与を行います．酸素投与に関して日本では，病院ごとのプロトコールや事前指示による一般の医行為として行われているのが現状です．
- 厚生労働省のチーム医療推進のための看護業務検討ワーキンググループの調査では，48.5％の看護師が酸素投与に関して独自に実施していると回答しています[2]（厚生労働省，2012）．このことから酸素投与については，自身の施設の取り決めを確認することが必要です．
- ただし，SpO_2が90％以下の場合は，PaO_2は60mmHg以下で（図2），呼吸不全の状態であり，そのままでは低酸素血症に陥ってしまうため，酸素投与は必須です．
- さらに，瀕死の呼吸では人工呼吸が必要になります．今にも止まりそうな呼吸であれば，バッグバルブマスクで補助換気を行います（図3）．

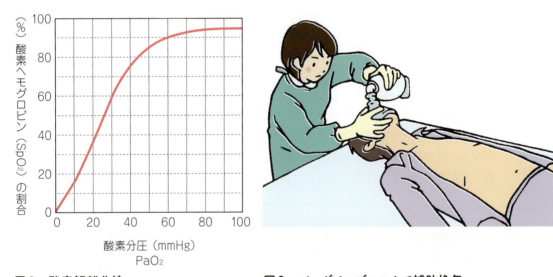

図2　酸素解離曲線　　　　　　　　　図3　バッグバルブマスクで補助換気

3　循環（C：circulation）の評価と蘇生

- OMI後に，心電図波形，血圧を確認します．
- ショックが認められた，または疑わしい場合は，循環不全が起こっているということなので，組織への血のめぐりがわるい（末梢循環不全）と判断できます．その場合，末梢組織へ酸素が送られていないので，酸素投与は必須の蘇生処置になります．
- また，酸素と同時に必要なのが，初期輸液療法です（表1）．できるだけ太い静脈留置針で静脈路を確保し，等張性晶質液（生理食塩水や乳酸リンゲル液など）の投与が必要になります．

- ただし，輸液が禁忌の場合は，ルートキープで待機します．ショックが遷延した場合，気管挿管も必要となります．

表1 初期輸液に使用する輸液の組成

製材	電解質（mEq/L）						P（mmol/L）	糖 %
	Na	K	Ca	Mg	Cl	乳酸		
等張電解質製剤								
リンゲル液	147	4	5		156			
乳酸リンゲル液	130～131	4	3		109～110	28		0～5
酢酸リンゲル液	130～131	4	3		109～110	(酢酸：28)		0～5
重炭酸リンゲル液	135	4	3		113	(重炭酸：25)		
低張電解質製剤								
1号液	77～90				70～77	0～20		2.5～2.6
2号液	60～84	20～30		0～2	49～66	20～48.5	0～10	1.45～3.2
3号液	35～50	17～35	0～5	0～5	35～50	20（酢酸：20）	0～10	2.7～10
4号液	30	0～8			20～28	10		3.75～4.3

［日本救急医学会監：標準救急医学，第5版，p.77，医学書院，2014より引用］

4 意識（D：dysfunction of CNS）の評価と蘇生

- 1次性脳障害（脳自体の病変によって意識障害を発症したもの）は，看護師の手によって改善させることはできませんが，全身的な影響で意識障害をきたした場合（2次性脳障害）は，脳障害の進展を防ぐ処置を行います（79ページ）．
- 例えば，意識障害の患者は舌根沈下をきたしやすいため，用手的な気道確保を行うことで低酸素を防ぎます．その他に，低酸素による脳障害を防ぐため，確実な酸素投与を行いますが，徐呼吸や低換気であればバッグバルブマスクによる補助換気を試みることも必要です．
- 意識障害の原因として低血糖が疑わしい場合は，血糖を測定しブドウ糖投与の指示を仰ぎ，投与することも意識の蘇生処置に含まれます（89ページ）．

引用文献
1) 石松伸一監：気管挿管，p.10，学研メディカル秀潤社，2013
2) 厚生労働省：チーム医療推進のための看護業務検討ワーキンググループ．http://www.mhlw.go.jp/stf/shingi/other-isei.html?tid=127352（2016年10月4日検索）

| Column | ABCDをちょっと詳しく！
酸素の運搬 |

- 気道を通り，肺胞内の酸素は拡散され動脈血に取り込まれ，血液中（動脈）の酸素は，ヘモグロビンと結合する酸素と溶存酸素として存在している．

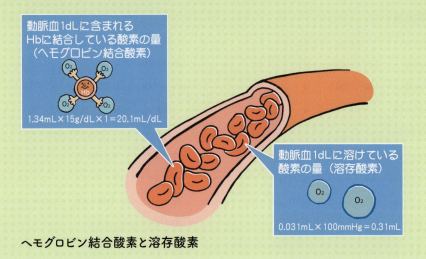

ヘモグロビン結合酸素と溶存酸素

1. ヘモグロビン結合酸素

- 1gのヘモグロビン（Hb）は酸素1.34mLと結合することができる．酸素飽和度（SaO_2）は，血液中のすべてのHbに対するヘモグロビン結合酸素の割合を示す．Hbが完全に酸素と結合している場合は，SaO_2 100％となる．Hbが15g/dL，SaO_2 100％，1dLの血液中のヘモグロビン結合酸素は，1.34mL×15g/dL×1＝20.1mL/dL（1.34×Hb×SaO_2）となる．

2. 溶存酸素

- 酸素は，ヘモグロビン結合酸素とは別に，血漿に溶解する酸素がある．血液温37℃，PaO_2 1mmHgあたりの1dLの水（血液）に酸素0.003mLが溶解する．PaO_2 が100mmHgのときの血液1dLには，0.3mL（0.003mL×100mmHg）の酸素が溶存する．

3. 酸素供給量

- 動脈血酸素含量（CaO_2）はヘモグロビン結合酸素量と溶存酸素量の合計であり，溶存酸素量は少ないため，省略されることが多い．酸素供給量は，動脈血酸素含量に心拍出量の積で計算することができる．Hbが15g/dL，SaO_2 100％，PaO_2 100mmHgあたりの1dLの血液中のヘモグロビン結合酸素量＋溶存酸素量は20.4mLである．成人の心拍出量（CO）は約50dL/分とした場合，酸素供給量（DO_2）は20.4×50＝1020mL/分となる．計算式は以下に示す．

$$DO_2 = CaO_2 (1.34 \times Hb \times SaO_2 + 0.003 \times PaO_2) \times CO$$

- 計算式からもわかるように，酸素供給量はヘモグロビン濃度，酸素飽和度，心拍出量に比例しており，つまり，酸素供給には呼吸，循環が大きな役割を担っていることがわかる．

C 院内の心停止に対する蘇生

1 院内の急変対応

- 院内心肺停止（予期しない突然の心肺停止症例）の特徴として，発生場所は循環器疾患病棟以外で4割あり，目撃の有無（発見の経緯）では「直接目撃」が半分近く，また「モニターで発見」も3割程度ある，との報告[1]があります．また，院内急変コールの約4割は看護師からであり，そのうち4件に1件は心肺停止症例であった，との報告もあります．
- つまりICUや救急病棟ではなくても病院で働いている以上，患者の急変（心肺停止）に遭遇する可能性があるのです．そして，心肺停止であった場合には，救命処置を開始する時間が1分遅れるごとに，救命率は7〜10％低下していき，10分経過すると救命できるのはごくわずかとなってしまいます（図1）．
- また，完全に心臓が停止し，脳に酸素が送られない状態が3〜4分以上続いてしまうと救命できても重い後遺症を残してしまうおそれがあります．そのため，患者の心肺停止を確認したら，緊急コールなどで応援を要請するとともにただちに救急蘇生（CPR：cardiopulmonary resuscitation）を開始します．
- この最初の救急蘇生（CPR）をBLS（basic life support, 一次救命処置）といいます．また，専門的な医療チームが駆けつけ，BLSに引き続き行う治療・処置をALS（advanced life support, 二次救命処置）といいます．

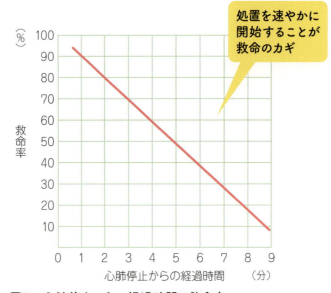

図1 心肺停止からの経過時間と救命率

- 心肺蘇生法の習得はもちろんですが，病棟にある緊急時の応援要請方法（緊急コールやコードブルーなど）の確認と，心電図モニターや除細動器の場所，救急カート内にある物品の使用方法は普段から確認し，いざというときに使えるように準備をしておくことが重要となってきます（図2，図3）．

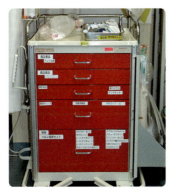

図2　救急カート

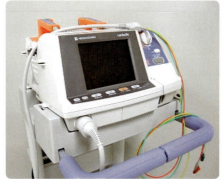

図3　除細動器

Column　救命の連鎖

- 救命には下記のように4つの輪がしっかりつながっている必要があります．患者の状態を常にアセスメントし心肺停止を予防すること．そして患者急変時には心肺停止状態かどうかを判断するとともに応援を呼び，ただちに胸骨圧迫を開始すること．さらに除細動や薬剤投与，挿管等の二次救命処置を進め，心拍再開後には集中治療を行っていくこと．いずれが欠けても救命はできなくなることを認識し，できることを確実に行っていきましょう．

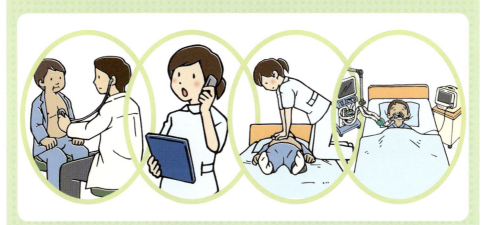

心肺停止の予防　　早期認識と通報　　一次救命処置　　二次救命処置と心拍
　　　　　　　　　（応援要請）　（心肺蘇生とAED）　再開後の集中治療

一次救命処置（BLS）

- BLSは心肺停止や気道閉塞に対して，呼吸と循環をサポートする一連の処置のことです．
- 主に，胸骨圧迫と人工呼吸，AED（automated external defibrillator；自動体外式除細動器）の使用が基本となり，誰もがすぐに行える処置ですが，その後の社会復帰に大きな影響を与える処置の1つです．BLSのアルゴリズムを図4に示します．
- 手順の詳細とその根拠は「第2部　蘇生の技術編　第1章」（**189ページ**）を参照してください．

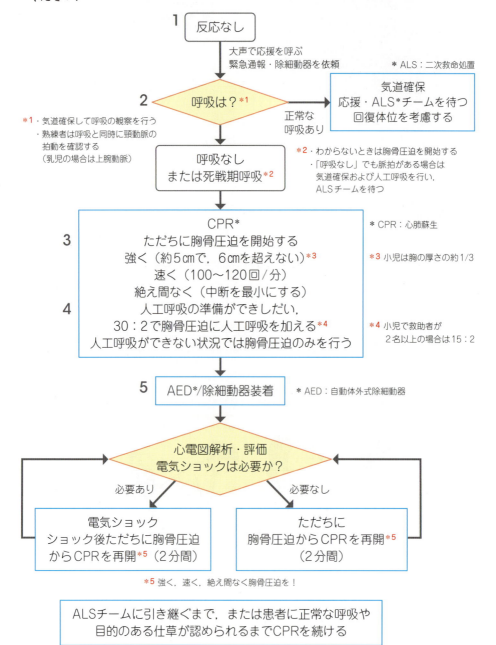

図4　成人のBLSのアルゴリズム
［日本蘇生協議会監：JRC蘇生ガイドライン2015, p.49, 医学書院, 2016より転載］

二次救命処置（ALS）

- 一次救命処置（BLS）を行っているうちに応援が到着したら，ALSのアルゴリズムに沿って二次救命処置に移行していきます（図5）．
- 除細動器を装着し，心電図の波形の確認を行います．VF（心室細動）や無脈性VT（心室頻拍）であれば除細動がいちばんの治療となるので，必要に応じエネルギー量を設定し電気ショックを実施します．VF/VT以外の波形［無脈性電気活動（pulseless electrical activity：PEA）/心静止］は電気ショックの適応とはなりません．
- 末梢の静脈路を生理食塩液や細胞外液で確保し，血管収縮薬（アドレナリン1mg）を3～5分間隔で投与します．抗不整脈薬ではアミオダロンやニフェカラントを使用します．
- 可能であれば記録係を1人確保し，行った処置や患者の反応の経過記録を残すとともに，ストップウォッチを使用して電気ショックや薬剤投与からの時間経過をカウントし伝えていきましょう．
- 応援が到着したときには，ベッド柵を外し，頭側のスペースを作って処置が行いやすい環境を整えるとともに，モニターや救急カートをそばに置けるようにベッド周囲の環境を整備することも重要です．
- 気管挿管ができる状況であれば，挿管の準備を行い，実施の介助をします．気管挿管後は必ず適切に挿管が行われているかの確認を行い，ETCO₂モニターを装着し継続したモニタリングを行います．
- 気管挿管後は胸骨圧迫を連続して行うことが可能となります．場所によっては吸引セットが設置されていない病室もあることでしょう．心肺蘇生に必要な物品の1つとして，吸引の準備も忘れずに行います．
- 心拍再開後もしくは状態に応じて全身管理や治療ができる場所へ移動となります．移動用のモニターや酸素ボンベの準備を行いましょう．
- これらの処置・介助の手順の詳細とその根拠は「第2部　蘇生の技術編　第2章」（209ページ）を参照してください．

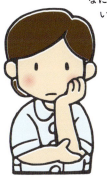

患者さんの体内ではなにが起こっているのだろう

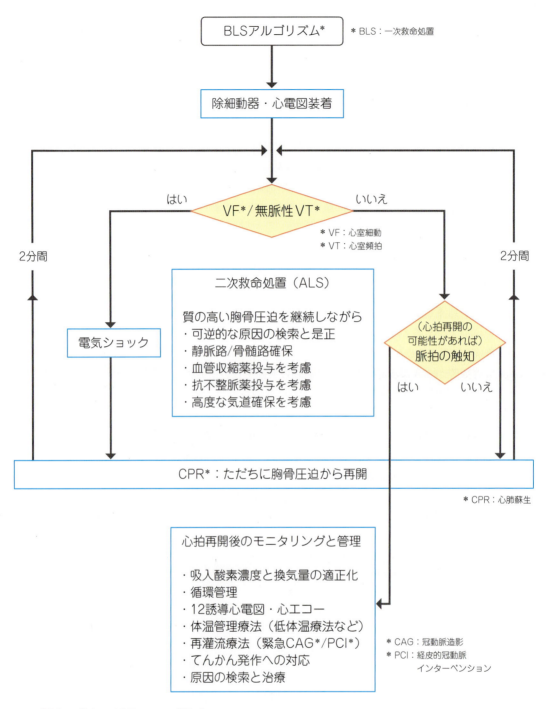

図5 成人のALSのアルゴリズム
[日本蘇生協議会監：JRC蘇生ガイドライン2015, p.48, 医学書院, 2016より転載]

2 心拍再開後の治療と看護の役割

- 早期に心肺停止を発見し，適切な一次救命処置により心拍が再開されたとしても，その後に適切な全身管理が行われなければ<u>社会復帰へとつなげていく</u>ことは困難です（図6）.
- 心肺停止状態は全身の虚血から，脳機能の不可逆性変化をきたします.
- その脳障害を唯一予防するための方法として低体温療法があります．そして，低体温療法の効果を最大限に得るために，適切な換気，補助循環を含めた循環管理，虚血性心肺停止では冠動脈再灌流療法，高血糖への治療が必要となってきます.

循環管理
低心拍出量は多臓器不全を引き起こす
輸液，心血管作動薬の使用
　心機能正常（ノルアドレナリン），心機能低下（ドブタミン）など
抗不整脈薬

呼吸管理
$PaCO_2$を正常範囲に保つ
酸素過剰投与を避ける

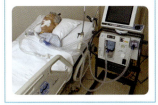

心拍再開後の血糖管理
高血糖と神経学的転帰不良の関係あり
180mg/dL以上は治療対象
低血糖に注意

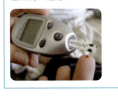

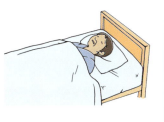

12ECGと心エコー
12誘導心電図
心臓超音波検査

低体温療法と高体温の予防
低体温療法の治療装置が適切に作動しているかどうか確認も忘れずに

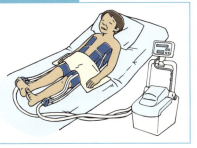

再灌流療法
昏睡であっても冠動脈造影・PCIは禁忌ではない

けいれんの予防
抗けいれん薬を使用しても止められないことが多い

図6　心拍再開後の全身管理

> **具体的な心拍再開後ケア**
>
> - 低体温療法：32～34℃，12～24時間
> - 循環と呼吸の適正化：酸素飽和度を94％以上に保つ，100％を避ける，$PaCO_2$ 35～40mmHg，平均血圧65mmHg以上に保つ補助循環を含めた管理
> - 冠動脈再灌流療法（PCI）
> - 血糖管理：144～180mg/dL，低血糖を避ける
> - 神経学的評価

［日本循環器学会蘇生教育小委員会・蘇生科学小委員会：心停止における心拍再開後ケア，p.2，へるす出版，2013を参考に筆者作成］

呼吸管理

- 過換気による心拍出量低下と低二酸化炭素血症によって脳血管が収縮し，脳血流の減少をきたすことで，神経学的転帰を悪化させる可能性があります．また，心拍再開後の酸素過剰は転帰を悪化させる可能性があると報告があります．
- $PaCO_2$（動脈血二酸化炭素分圧）やPaO_2（動脈血酸素分圧），SpO_2（経皮的動脈血酸素飽和度）の継続的なモニタリングが重要となります．

体温管理

- 低体温療法の開始時期は早期であればあるほど有効性が高いとの報告があります[2]．また，ACS（acute coronary syndrome，急性冠症候群）による心肺停止では心拍再開後早期の冠動脈造影，および冠動脈再灌流療法が有効といわれています．そのため，低体温療法中に治療を開始することがあります．
- 脳障害によって，高体温がもたらされることがあります．高体温は脳の酸素消費量を増大させ，神経学的な回復を障害する可能性があります．低体温療法の適応がない場合でも高体温をきたさないように，積極的に体温管理を行うことが必要です．
- また，けいれん発作も脳の酸素需要を増大させます．心拍再開後の患者の3～44％において，けいれんがみられるという報告があります．抗けいれん薬を使用してけいれんを止めることが必要です．
- 低体温療法では，凝固障害，電解質異常，不整脈，血糖値上昇，感染症などの合併症があります．また，筋弛緩薬などの使用や冷却マットなどの使用による皮膚トラブルのリスクや，長期臥床による廃用性萎縮のリスク，肺炎や無気肺なども起こりやすい状態といえます．
- バイタルサインや検査データなどの経時的なモニタリングはもちろんですが，全身の皮膚状態の観察や，消化管出血が起こっていないかの観察も重要です．
- そして口腔ケアや体位の調整，四肢のリハビリテーションなどを併せて行い，復温後にスムーズな離床が図れるよう看護ケアを提供していくことが重要です．

3 予後判定・蘇生の中止基準, 蘇生されなかった場合の対応

予後判定

- 心拍再開後に, 長期的な予後を確実に判定できる方法は確立されていません. 心拍再開後で昏睡状態の患者では, 72時間以降の対光反射と角膜反射がともに消失している場合には予後不良といわれています.
- しかし, 低体温療法を行っている状態や筋弛緩薬や鎮静薬, 低血圧・低酸素・低体温などがある場合には信頼性が乏しくなります.
- そのため, 低体温療法中の患者の予後判定は少なくとも72時間以降に行うこと, また, 1つの判定結果だけではなく, 筋電計を用いた体性感覚誘発電位 (somatosensory evoked potentials：SEP) による反応や, 脳波の反応, 対光反射 (図7) や角膜反射 (図8), それぞれの消失を確認することで予後不良を判定できる可能性があるといわれています.

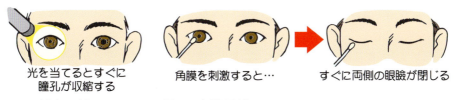

図7　対光反射　　　図8　角膜反射

蘇生の中止基準

- 蘇生の中止基準について, 明確なものはありません. 米国では, 地域によって, 心肺停止の目撃がない, AED 3回の解析のいずれも電気ショックの適応がなく, 3回の解析まで心拍再開がない場合にかぎり, 現場で中止してもよい, というルールや, 現場で20分間以上のALSを施行しても心拍が再開しない場合, 現場で蘇生中止を考慮してもよい, といった基準があります.
- 患者の状況を多角的に判断し, 家族に本人の意思が尊重されているかの確認を行うなど, 医師とともに看護師は患者・家族の擁護者としてそれぞれの意思が尊重できるよう慎重にかかわる必要があります.
- また, 蘇生中の家族の同席についても考慮する必要があります. 多くの親は自分の子どもの蘇生現場に立ち会うことを望んでいるといわれています. そのときどきの患者や家族の状況をふまえ, 家族の立ち会いのもとで医療チームが蘇生行為を適切に実施できるかどうかなど, 多角的に判断していく必要があります.
- そして, 家族が同席する際には, 医療チームの1人が必ずそばに立ち会い, 家族の反応に対応できるようにします.
- 「延命処置を中止するかどうか」を家族が十分に考え判断できる時間を提供していきます. 家族が判断した際には, 医師・看護師を含む医療チーム全体でその判断を支え, サポートをしていくことが重要となります. 家族が落ち着いて検討できる, プライバ

シーの確保された場所の提供や家族の疑問などにすぐに対応できる体制を整えることが必要です（表1）．なお，医師は患者の状態や医師の判断，家族の判断について適切に診療記録に残しておく必要があります．<u>インフォームドコンセントには看護師も同席</u>し，そのときの家族の反応をスタッフ間で共有できるよう記録に残します．

表1 救急・集中治療における終末期医療に関するガイドライン 〜3学会からの提言〜

I．基本的な考え方・方法

患者が救急・集中治療の終末期であるという判断やその後の対応は主治医個人ではなく，主治医を含む複数の医師（複数科であることが望ましい）と看護師らとからなる医療チーム（以下，「医療チーム」という）の総意であることが重要である．そして，悲嘆にくれる家族らの気持ちを汲み，終末期に対する家族らの理解が深まるように対応することが求められる．

一方，患者や家族らの意思は揺れ動くことがまれではないため，その変化に適切かつ真摯に対応することも求められる．医療チームで判断ができない場合には，施設倫理委員会（臨床倫理委員会など）にて，判断の妥当性を検討することも勧められる．

1．救急・集中治療における終末期の定義とその判断

1）終末期の定義

「救急・集中治療における終末期」とは，集中治療室等で治療されている急性重症患者に対し適切な治療を尽くしても救命の見込みがないと判断される時期である．

2）終末期の判断

救急・集中治療における終末期には様々な状況があり，たとえば，医療チームが慎重かつ客観的に判断を行った結果として以下の（1）〜（4）のいずれかに相当する場合などである．

（1）不可逆的な全脳機能不全（脳死診断後や脳血流停止の確認後などを含む）であると十分な時間をかけて診断された場合
（2）生命が人工的な装置に依存し，生命維持に必須な複数の臓器が不可逆的機能不全となり，移植などの代替手段もない場合
（3）その時点で行われている治療に加えて，さらに行うべき治療方法がなく，現状の治療を継続しても近いうちに死亡することが予測される場合
（4）回復不可能な疾病の末期，例えば悪性腫瘍の末期であることが積極的治療の開始後に判明した場合

2．延命措置への対応

1）終末期と判断した後の対応

医療チームは患者，および患者の意思を良く理解している家族や関係者（以下，家族らという）に対して，患者の病状が絶対的に予後不良であり，治療を続けても救命の見込みが全くなく，これ以上の措置は患者にとって最善の治療とはならず，却って患者の尊厳を損なう可能性があることを説明し理解を得る．

［日本集中治療医学会，日本救急医学会，日本循環器学会：救急・集中治療における終末期医療に関するガイドライン 〜3学会からの提言〜（2014年11月4日）
http://www.jsicm.org/pdf/1guidelines1410.pdf（2016年7月14日確認）より抜粋］

- また，脳死と判定された患者では，状態によって脳死移植のドナーとなり得ます．患者が生前に家族と話をしている場合，患者の荷物から臓器提供意思表示カード（図9）が見つかった場合はもちろんですが，カードがなくても家族の意思によりドナーとなり得ることがあります．
- 患者や家族の意思が尊重されるように，心拍再開後に適切な全身管理が行われることが重要となります．

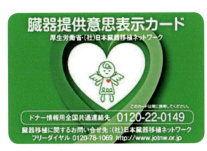

図9　臓器提供意思表示カード

引用文献
1) 不動寺純明ほか：ウツタイン様式による院内心停止の検討―早期除細動の限界．日本救急医学会雑誌 **19**(3)：139-149, 2008
2) Scirica BM: Therapeutic hypothermia after cardiac arrest. Circulation **127**：244-250, 2013

参考文献
1) 日本救急医療財団心肺蘇生法委員会監：救急蘇生法の指針2010（医療従事者用），改訂4版，へるす出版，2012
2) 日本蘇生協議会監：JRC蘇生ガイドライン2015，医学書院，2016
3) 日本循環器学会蘇生教育小委員会，蘇生科学小委員会監：心停止における心拍再開後ケア，へるす出版，2013

D 心肺停止の原因 4H4T

- 心肺停止では蘇生処置とともに原因検索を行い，その治療を併せて行うことが必要となります．突然の心肺停止を引き起こす原因として以下のものがあります（表1）．その頭文字をとって，4H4Tと覚えると，切迫した状況の中でも素早い原因検索へつなげることができます．

表1 心肺停止の原因

4H	4T
Hypoxia：低酸素症 **H**ypovolemia：循環血液量の減少 **H**ypokalemia/hyperkalemia/(hypo)metabolic acidosis： 　低カリウム血症/高カリウム血症/代謝性アシドーシス **H**ypothermia：低体温	**T**ension pneumothorax：緊張性気胸 **T**amponade cardiac：心タンポナーデ **T**oxins：急性中毒 **T**hrombosis coronary, **T**hrombosis pulmonary：急性冠症候群，肺血栓塞栓症

1 4つのH

Hypoxia：低酸素症

- 病態：組織が低酸素状態におかれていることで，通常，組織低酸素症（tissue hypoxia）といわれます．組織低酸素症を引き起こす原因としては，①低酸素血症*，②組織低灌流，③組織酸素利用能の低下，④酸素需給バランスの失調，などがあげられ，喘息重積発作などの呼吸不全や出血性ショックなどの循環不全でも起こり得ます．また，たとえ組織まで届けられた酸素量が正常以上であっても，敗血症などにより組織の代謝が亢進している場合は，必要とする酸素量（oxygen demand）を十分に補充できない状態が起こります．このような状態も組織低酸素症の一種であり，相対的組織低酸素症（relative tissue hypoxia）または組織酸素代謝失調（dysoxia）といわれます．
- 低酸素症による心肺停止に対しては当然酸素投与が必要となるため，人工呼吸管理下で適切な酸素化が重要となります．

Hypovolemia：循環血液量の減少

- 病態：食道静脈瘤破裂，大動脈瘤破裂，外傷など出血によるものや，広範囲熱傷，急性膵炎，脱水など血漿成分の血管外への流出によって起こります．

---

*　低酸素血症（hypoxemia）は動脈血中の酸素含量が減少している状態を表します．

- 全身の血液量が不足した状態であることから，大量輸液，輸血を行うとともに，根本的な治療として止血処置が必要となることがあります．高度の脱水や熱傷，膵炎などでは，まずは循環血液量を補うことが必要となり，併せてそれぞれの状態に応じた治療を行っていくことになります．そのため，血液検査などで循環血液量の減少を認めたら，大量輸液（輸血）を行いながら原因検索を進めていく必要があります．

Hypokalemia/hyperkalemia/（hypo）metabolic acidosis：低カリウム血症，高カリウム血症，代謝性アシドーシス

1) Hypokalemia（低カリウム血症）

- 病態：胃腸および腎臓からのカリウムの喪失によって低カリウム血症が起こり得ます．重度の低カリウム血症では心臓組織の興奮性や伝導を変化させることがあり，とくにジゴキシンを服用している状態では心室性の不整脈を起こす可能性があり，それによる心肺停止にいたる可能性があります．
- カリウムの補正が必要となりますが，急激なカリウムの補充を行うことは推奨されていません．

2) Hyperkalemia（高カリウム血症）

- 病態：高カリウム血症は致死的となる可能性のある数少ない電解質異常の1つです．主な原因は挫滅症候群などの細胞崩壊によるカリウムの流出や，腎不全患者に合併するカリウム排出障害があります．いずれも不整脈および心肺停止を引き起こす致死的な病態です．カリウムは神経細胞や心筋を含む筋細胞の興奮性を決定するため，弛緩性麻痺や感覚異常，深部腱反射の減弱や呼吸困難を引き起こす可能性があります．
- カリウムの補正が必要となります．カリウムを細胞内に強制的に移動させ循環からすみやかに取り除くこと，カリウムを体から取り除くことが必要となり，心臓を高カリウム血症の影響から保護することが治療の目的となります．
- 塩化カルシウムやグルコン酸カルシウムの投与は心筋細胞膜の安定化を目的とし，炭酸水素ナトリウムやブドウ糖の投与は細胞内にカリウムを移動させる目的で投与されます．また利尿薬の投与や透析はカリウムを体内より排泄させる目的があります．

3)（Hypo）metabolic acidosis（代謝性アシドーシス）

- 病態：腎不全や糖尿病，栄養不良に伴うケトアシドーシス，二酸化炭素中毒などによる乳酸アシドーシス，ショックでは，酸の産生の過剰，塩基の喪失，または酸の排出の低下が起こり，二酸化炭素の上昇と重炭酸イオンの低下，pHの低下を認める状態で，多くは高カリウム血症に伴って起こります．アシドーシスが進行すると，意識障害，不整脈，血圧の低下など，中枢神経系，循環系の障害が起こり，死にいたります．
- 血液ガス分析などでの管理下で炭酸水素ナトリウムの投与が行われますが，それぞれの原因に対する治療が必要となるため，原因検索がまずは重要となります．

Hypothermia：低体温

- 病態：偶発性低体温症とは，意図されずに直腸温などの中心部体温が35℃以下になった病態と定義されています．一般的に体温が35℃以下になると身体の総合的な体温調節機能が損なわれはじめ，その死亡率は体温の低下に伴って上昇します．
- また，体温が30℃以下となると心室細動などの致死的な不整脈が起こりやすくなります．体温の低下は生理的機能を著しく低下させ，あたかも死亡しているかのような印象を与えます．さまざまな代謝が低下することで多臓器不全を起こし，呼吸停止，心停止を起こします．
- しかし，低体温そのものは脳などの重要臓器を保護する作用を有しており，長時間の心肺停止であっても適切な初期治療により良好な予後が期待できます．
- 重度の低体温では薬物の過量投与や飲酒，低血糖，脳血管疾患などによる意識障害が先行する場合があります．
- 低体温に対しては，それ以上の体温喪失を防ぐとともに，加温ブランケットやヒーターなどによる外加温や加温された輸液や体外循環による内加温により復温を図ります．また，それ以外に原因となる病態がないかどうか，原因検索を進めていく必要があります．

2　4つのT

Tension pneumothorax：緊張性気胸

- 病態：気胸の一種で，胸壁の開放創や肺の損傷部位から空気の漏出している部位が一方弁のような構造になっているため，吸気時には胸腔内に空気が流入するものの，呼気時には弁が閉じるため，吸気ごとに胸腔内に空気が一方的にたまっていく状態となります．このような状態が持続すると患側の胸腔内圧が異常に上昇し，緊張性気胸にいたります（図1）．
- とくに人工呼吸器装着やバッグバルブマスクなどで補助換気を行った結果として急速に発症し，急死する可能性がある病態です．
- 患側の胸腔内圧が異常に上昇していることから，静脈還流の障害をきたし，呼吸不全に加えて循環不全を起こし，心肺停止にいたります．
- すみやかに緊張性気胸を解除する必要があります．

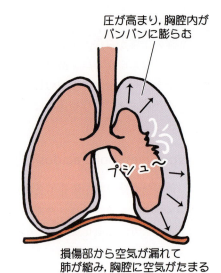

図1　緊張性気胸の病態

Tamponade cardiac：心タンポナーデ

- 病態：急性心外膜炎や悪性腫瘍，外傷，急性心筋梗塞に続発する心破裂，急性大動脈解離などが原因となります．心嚢内に多量の液体もしくは気体が貯留し，心臓の拡張障害から心拍出量が低下し，閉塞性ショックと冠血流低下による突然の心肺停止を引き起こします（図2）．
- 心嚢内には，通常50mL程度の心嚢液が存在しますが，心嚢内への出血などにより急激に血液が貯留した場合，比較的少量の血液（100mL程度）で，急性の心タンポナーデが発生します．
- すみやかに心タンポナーデを解除する必要があります．

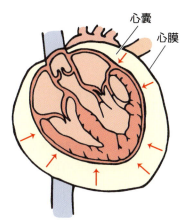

図2　心タンポナーデの病態

Toxins：急性中毒

- 病態：原因物質によりさまざまですが，重度の中毒は重要な臓器が生命を支持できなくなるほど，細胞受容体やイオンチャネル，小器官または化学的経路の機能の変化をもたらし，中枢神経系の抑制や血行動態の不安定性，けいれんの発生から心肺停止へといたります．
- 心肺停止となった場合には，毒素に対する特異的な治療はないといわれており，まずはBLS，ALSといった蘇生処置を行うことが重要となります．心拍再開後の管理の中でそれぞれ毒性物質に対する管理が必要となってきますので，原因物質の特定が必要となります．
- 治療薬剤により中毒性を発症する場合もあれば，意図的に処方薬や市販薬を服用し中毒をきたす場合，また，火災などによる一酸化炭素中毒もあります．

Thrombosis coronary, Thrombosis pulmonary：急性冠症候群，肺血栓塞栓症

1）Thrombosis coronary（急性冠症候群）

- 病態：突然の冠動脈内腔の閉塞または狭窄により引き起こされる症候群です．とくに心筋梗塞は心筋壊死をきたした状態であり，心臓の機能不全に陥り心拍出量が減少し，心原性のショックに陥ります．心室細動（VT）や無脈性心室頻拍（pulseless VT）といった致死的不整脈の出現により心停止にいたります．
- 高血圧や糖尿病，脂質異常症などリスクファクターのある成人ではとくに注意が必要です．
- 再灌流療法をただちに行うことが必要となります．また，発症からの時間経過が長い場合などには血栓溶解療法が選択されることもあります．

2）Thrombosis pulmonary（肺血栓塞栓症）

- 病態：血栓や空気，腫瘍，脂肪，羊水などの塞栓子が肺動脈につまり，肺の組織への血流が途絶え壊死を起こします．塞栓子による末梢肺血流の低下は換気血流不均等から低酸素血症を生じます．また，肺血管抵抗の増加から肺高血圧を生じ，右室負荷増大とともに左室前負荷減少による心拍出量の低下，血圧低下，時に突然の心停止にいたることもあります．
- 病院内では，術後の患者や外傷後の患者の離床直後に発症することが多いため，原因となる深部静脈血栓の予防が重要となってきます．
- 血栓溶解薬の投与が必要となります．また，状況に応じては経皮的血栓除去術や外科的塞栓摘除術などが行われることもあります．

参考文献
1）日本救急看護学会監：外傷初期看護ガイドラインJNTEC，改訂第3版，へるす出版，2014
2）日本外傷学会，日本救急医学会監：外傷初期診療ガイドラインJATEC，改訂第4版，へるす出版，2012
3）American Heart Association：AHA心肺蘇生と救急心血管治療のためのガイドラインアップデート2015，シナジー，2016
4）日本救急医療財団心肺蘇生法委員会監：救急蘇生法の指針2010（医療従事者用），改訂4版，へるす出版，2012

STEP 3 急変の原因をさぐる

A 臨床推論とは

1 看護師が行う臨床推論

- 急変対応アプローチのSTEP 3のカギは臨床推論となります．診断プロセスの中で臨床推論の知識，技術が必要とされます．
- しかし，看護学では，当然，医師の診断学という概念はありません．看護の場面でも，救急外来，急変対応時は，医師の診断プロセスの知識，技術を使い，病態を予測し緊急度の判断を行わなければなりません．つまり，看護においても臨床推論の知識，技術が必要とされます．
- 看護師が診断するということだけを解釈されると，俗にいわれるミニドクターとしてとらえられてしまいます．すべての症候について診断するのではなく，目的は緊急度の判断，もしくは，看護診断の抽出です．7ページの図1に示すように，心肺停止に陥らないために，時間軸を考え脳ヘルニア，呼吸不全，心不全，ショックに陥るリスクの高い疾患について予測し看護介入を行っていきます．このように病態，疾患の予測の際に臨床推論を行います．
- 一口に臨床推論といっても，実はいろいろな方法があるのですが（42ページ，コラム参照），本書では，「仮説演繹法」とよばれる方法を用います．仮説演繹法の推論過程には，4つあります（表1）．
- まずは手がかりとなる情報を収集し，主訴に焦点を当てます．その次に，いくつかの疾患をあげ，仮説を形成させます．その場合の仮説として，4±1の疾患を予測することが限界ともいわれています．再度，情報（問診，身体所見，検査データなど）を収集しながら解釈していき，いろいろな情報と矛盾しないかどうかを確認し，それぞれの診断仮説に関連した情報をさらに集め，仮説を検証していきます（表1）．

表1 仮説演繹法の推論過程（Elstein AS, et al. 1979）

① 手がかりとなる情報の収集
② 仮説形成
③ 手がかりとなる情報の解釈
④ 仮説の検証

［大西弘高：The 臨床推論, p.8, 2012, 南山堂より引用］

- 1つの仮説にこだわって情報収集していくと，仮説を立てなかったほかの疾患については情報収集しないことがあり，誤診につながります．そのため，ほかの疾患の仮説を検証する意味でも情報収集していき，除外（除外診断：ルールアウト）していくことも重要となります．

2　臨床推論の実際

- 仮説演繹法の実際を示します．78歳，男性，胸痛が20分以上続いています．既往歴には高血圧症があります．胸痛に焦点をあて，予測する疾患を，急性心筋梗塞，急性大動脈解離，肺塞栓の3つを仮説形成します．そこから，さらに，問診と身体診察を行い，情報を収集しながら解釈していき，検証していきます．
- 胸部に鈍痛があり，背部痛がなく，下肢の腫脹，圧痛もみられません．バイタルサインは血圧180/90mmHg，左右差はなく，脈拍76回/分，呼吸数は20回/分，SpO₂ 96%です．ここまでの情報からは，心筋梗塞の可能性が高いと考えることができます．
- しかし，急性大動脈解離，肺塞栓の除外診断も必要とされます．検査を行ったところ，血液ガス分析，胸部単純X線画像は正常であり，心電図では，胸部誘導でのSTの上昇がみられました．検証した結果，診断は心筋梗塞となります．この方法が仮説演繹法です（**図1**）．
- 最初の仮説形成がポイントとなります．各症候のすべての疾患を覚えることは不可能であり，看護師の役割として緊急度の判断を考えると，各症候を示す緊急度の高い疾患を覚えておくことが重要です．また，その疾患の病態と特徴を理解しておくことで，問診，身体診察を効率よく進めることができ，仮説の検証を迅速に行うことができます．

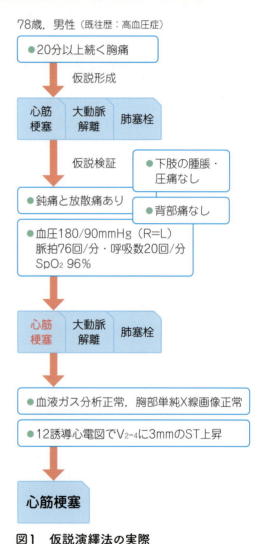

図1　仮説演繹法の実際

3　症候と仮説形成

- 症候の中で，緊急度の高い疾患を抽出できるトレーニングは，臨床推論を行ううえでは重要です（**表2**）．

- 緊急度の高い疾患をキラーディジーズ（killer disease）やレッドフラッグ（red flag）などとよび，つまり，見逃してはいけない疾患として覚えておく必要があります．
- 疼痛のキラーディジーズとして，頭痛，胸痛，腹痛を考えていく．頭痛であれば，「くも膜下出血」，「脳出血」，「髄膜炎／脳炎」，「緑内障」，「巨細胞性動脈炎」があげられます．胸痛であれば，「急性心筋梗塞」，「急性大動脈解離」，「肺塞栓」，「緊張性気胸」を考えます．また，腹痛については，非常にむずかしく，看護師が疾患を予測するには限界があります．外科的急性腹症に焦点をあて，「腹部大動脈瘤破裂」，「消化管穿孔」，「絞扼性腸閉塞」，「上腸間膜動脈閉塞症」，「重症急性膵炎」，「重症急性胆管炎」，疾患を考え，情報を収集していきます．
- 呼吸困難を主訴とする疾患はたくさんあります．時間的猶予がない疾患から疑うと，気道の異常として「気道異物」，「アナフィラキシー」，「喉頭蓋炎」，呼吸の異常として，「気胸／緊張性気胸」，「肺塞栓」，「気管支喘息」，心臓の障害として「心不全」を考えます．
- しかし，これらを仮説としてすべてあげて検証することは困難であるため，「手がかりとなる情報の収集」の段階で，主訴ともう1つキーワードとなる症状があれば，その症状と組み合わせて仮説形成を行います．たとえば，喘鳴の症状を呈していれば，呼吸困難と組み合わせて，気道異物，アナフィラキシー，喉頭蓋炎，喘息，心不全などを推測し，さらに情報を集め，仮説を検証していきます．

表2　症候と仮説形成（疾患予測）

頭痛	くも膜下出血，脳出血，髄膜炎／脳炎，緑内障，巨細胞性動脈炎
胸痛	急性心筋梗塞，急性大動脈解離，肺塞栓，緊張性気胸
腹痛	腹部大動脈瘤破裂，消化管穿孔，絞扼性腸閉塞，上腸間膜動脈閉塞症，重症急性膵炎，重症急性胆管炎
呼吸困難	**気道の異常**：気道異物，アナフィラキシー，喉頭蓋炎 **呼吸の異常**：気胸／緊張性気胸，肺塞栓，気管支喘息 **心臓の異常**：心不全

4　医療面接（問診）

- 一般外来では医療面接だけで7〜8割の疾患は診断できるといわれています．急変対応において，臨床推論を行ううえでも，医療面接は重要であるため，ここでは，問診の方法について解説していきます．

SAMPLE聴取

- 問診では，主訴や現病歴を聴取していき，漏れがないよう，迅速，かつ，簡潔に行う必要があり，その方法として，各項目の頭文字をとったSAMPLE（サンプル）聴取があります（**表3**）．

- そのうちのS（Symptoms）：症状（主訴），A（Allergy）：アレルギー歴，M（Medication）：内服薬，P（Past history & Pregnancy）：既往歴と妊娠，L（Last meal）：最終食事など，患者からの問診，または，入院カルテから情報収集を行います．E（Event）：現病歴として，発症してからの経過を聴いていきます．

表3　SAMPLE（サンプル）聴取

S	Symptoms	症状（主訴）
A	Allergy	アレルギー歴
M	Medication	内服薬
P	Past history & Pregnancy	既往歴と妊娠
L	Last Meal	最終食事
E	Events	現病歴

OPQRSSTT法

- サンプル聴取のS：症状（主訴），E：現病歴を詳細に問診する方法として，OPQRSSTT法があり，情報を漏れなく収集することができます（**表4**）．
- O（Onset）は，発症時間と発症様式であり，P（Palliative/Provocative）は，症状の悪化や誘発因子などを聴きます．Q（Quality）は痛みの性質，R（Region/Radiation）は痛みの部位や放散痛のある部位を聴き，S（Severity）は痛みの程度，S（Symptom）は随伴症状，T（Time）は時間経過を追った，増悪，改善傾向，そして，最後のT（Treatment）は，鎮痛薬の使用などを問診していきます．

表4　OPQRSSTT法での聴取

O	Onset　発症時間/様式	突然，徐々に，発作性，夜間，朝方に発症
P	Palliative/Provocative 誘発因子	症状の悪化もしくは軽減する要因はあるか/何によってよくなるか/外傷・損傷があるか
Q	Quality　痛みの性質	どのような痛みか
R	Region/Radiation 部位/放散	部位，1ヵ所か，ほかの場所に移動するのか
S	Severity　痛みの程度	どのくらいの痛みか（1〜10）
S	Symptom　随伴症状	胸痛，発熱，起座呼吸など
T	Time　時間経過	改善，増悪傾向，時間/日単位，続いているのかなど
T	Treatment　治療	内服したか/いつ内服したか/患者自ら行ったか/効果があった治療，なかった治療

● 各項目に合わせて，どのように質問するか具体的にあげていきます．Oは，「いつからですか」「突然ですか」．Pは，「症状はわるくなっていますか」「何かしているときに発症しましたか」．Qは，「どのような痛みがありますか」「ズキズキやドクドク，重い感じなどありますか」，Rは「どこが痛いですか」「違うところに痛みが放散していますか」．Sは，「痛みの程度はどのくらいですか」「ほかに症状がありますか」「たとえば，吐き気，嘔吐，腹痛などありますか」．Tは，「痛みは変わらず続いていますか．痛みがよくなったり，わるくなったりしますか」．もう1つの，Tは，「鎮痛薬を使いましたか」「吸入をしましたか」など，具体的に質問します（表5）．患者は医療者が求めている内容のすべてを話してくれないため，具体的に仮説形成した疾患の特徴をふまえ，問診することが重要です．

表5　OPQRSSTT法の実際の質問

O（Onset）：発症時間/様式	いつからですか？　突然ですか？
P（Palliative/Provocative）：誘発因子	症状はわるくなっていますか？ 何かしているときに発症しましたか（労作時）？
Q（Quality）：痛みの性質	どのような痛みがありますか？　ズキズキ，ドクドク，重い感じなど（痛みの質）
R（Region/Radiation）：部位/放散	どこが痛いですか？ 違うところに痛みが放散していますか？
S（Severity）：痛みの程度	人生最悪な痛みを10，症状がないときを0としたら，いまどのくらいの痛みですか（程度）？
S（Symptom）：随伴症状	ほかに症状がありますか？ たとえば，吐き気，嘔吐，腹痛など
T（Time）：時間経過	痛みは変わらず続いていますか？ 痛みがよくなったりわるくなったりしますか？
T（Treatment）：治療	鎮痛薬を使いましたか？　吸入をしましたか？

参考文献
1）大西弘高：The 臨床推論，南山堂，2012
2）生坂政臣：めざせ外来診療の達人，第3版，日本医事新報社，2010

| Column | 臨床推論のいろいろ |

- 臨床推論の方法には，パターン認識，徹底的検討法，多分岐法（アルゴリズム法），仮説演繹法などがある．
- パターン認識とは，たとえば，帯状疱疹の診断では，皮疹をみれば，診断は一瞬でついてしまいます．また，疾患の症状や所見を組み合わせキーワードのまとまりに気づき診断をつけます．発熱，黄疸，右季肋部痛を組み合わせることで急性胆管炎を疑います．このように，みた瞬間に診断がつけられるものを，パターン認識とよんでいます．
- 徹底的検討法は，問診，身体診察に関して網羅的に進め，その後で，診断に関する議論を進めていく方法です．頭から足先までの系統的レビューや身体診察を行い，漏れがない形で診察していきます．看護の領域では，入院時に系統的アセスメントを行いますが，その方法と同様の概念です．
- アルゴリズム法とは，診断のアルゴリズムに沿って診断していく方法です．情報を「Yes」「No」によって，診断を一歩ずつ絞りこむ方法論です．たとえば，頭痛の症状からアルゴリズムに沿って片頭痛の診断を考える方法などがあります．看護の領域でよく使う心肺停止のアルゴリズムもこの一種です．
- 仮説演繹法とは，フィジカルアセスメントでいう重点的アセスメントと同じ考え方となります．急変対応時のフィジカルアセスメントの方法として，系統的アセスメントでは時間を要するため，主訴や症状に焦点をあて，問診と身体所見を観察していきます．

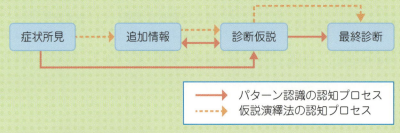

パターン認識と仮説演繹法

［大西弘高：The 臨床推論, p.16, 南山堂, 2012より引用］

B ショックの原因と観察

1 ショックの定義

- ショックとは，循環の急激な変調に伴い，組織の好気性代謝〔酸素を使って炭水化物（糖）からエネルギーを得ること〕が障害されるため，組織低酸素症を招き危機的状態にあることをいいます．
- ショックは循環の変調によって起こります．その循環とは，「循環血液量（前負荷）」，「心臓ポンプ機能」，「血管容積（後負荷）」の，3つの要素で維持されています（図1）．つまり，これらの要素のいずれかが，急激に破綻するとショックに陥ります（図2）．

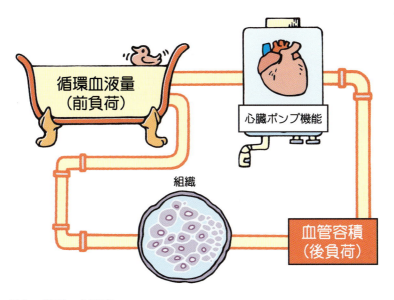

図1　循環の3要素

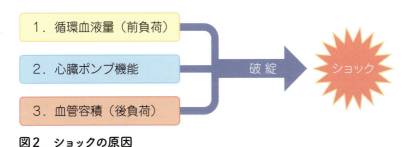

図2　ショックの原因

2　ショックの分類

- 循環の要素である「循環血液量（前負荷）」，「心臓ポンプ機能」，「血管容積（後負荷）」の3つの要素が破綻して起こるショックとして，病態別に分類されています．
- ショックは，①出血などの循環血液量の減少によって起こる循環血液量減少性ショック，②急性心筋梗塞など心臓のポンプ機能の低下が主要因である心原性ショック，③感染性ショックやアナフィラキシーショックなどの血管容積（後負荷）が主要因とされる血液分布異常性ショック，④心タンポナーデや緊張性気胸などの心血管系回路の閉塞によって起こる心外・閉塞性ショックの4つに分類されます（表1）．

表1　ショックの分類

ショックの分類	主原因
循環血液量減少性ショック	出血性ショック：外傷性，消化管 体液喪失性ショック：広範囲熱傷，高度の脱水
心原性ショック	急性心筋梗塞，拡張型心筋症 僧帽弁閉鎖不全，不整脈
血液分布異常性ショック	感染性（敗血症性）ショック，アナフィラキシーショック，神経原性ショック
心外・閉塞性ショック	心タンポナーデ，緊張性気胸 肺動脈塞栓症

3　急変プロトコールの実際

ショック症状

- ショックの5Pとしてよく知られている症状を以下に示しました．

> **ショックの5P**
> ①蒼白（pallor）
> ②虚脱（prostration）
> ③冷汗（perspiration）
> ④脈拍触知不能（pulselessness）
> ⑤呼吸不全（pulmonary deficiency）

- そのほかに，意識障害，不穏，興奮，乏尿，無尿などがある．ショックの初期の段階では，代償機転として，血圧を維持するためにカテコラミンの働きによって生じる末梢冷感，冷汗などの症状がショック症状として現れます．しかし，ショックの病態によっては，末梢血管が拡張し，また，血管透過性が亢進することでショックに陥るこ

とがあり，そのときは，四肢末梢は温かいこともあります．そのため，各ショックの病態を理解しておくことが重要です．

ショックの急変プロトコール

- 急変プロトコール（図3）において，STEP 1で循環の変調，つまり，ショックであることに気づき，STEP 2で必要物品を集めて，OMI（酸素吸入，モニター装着，末梢静脈路確保）を開始します．しかし，ショックの原因を明確にしなければ治療ができないため，STEP 3で，ショックの原因検索を開始します．四肢末梢が温かいショックは，血液分布異常性ショックを疑います．四肢末梢が冷たく，湿潤が著明であり，典型的なショック症状を呈している場合は，心原性ショック，もしくは，循環血液量減少性ショックを疑います．これらが除外できれば，最後に，心外閉塞性ショックと判断できます．STEP 4で，SBARに沿って医師へ報告し，その間，二次救命処置，ショックが原因となる病態に対する治療，処置の準備を行います．

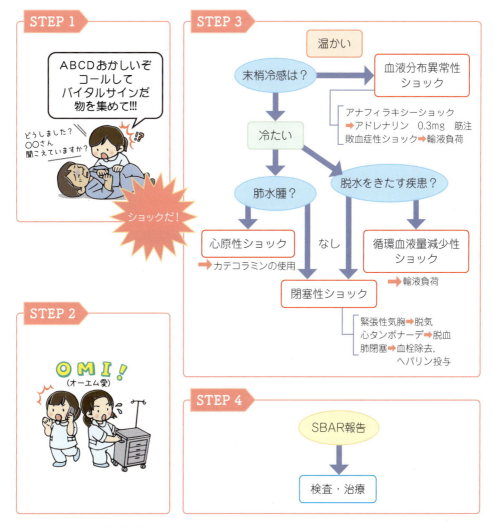

図3　ショックの急変プロトコール

4 各ショックの病態と治療

循環血液量減少性ショック

- 循環血液量減少性ショックには，食道静脈瘤破裂，大動脈瘤破裂，外傷など出血が原因となるものがあり，また，広範囲熱傷，急性膵炎，脱水など血漿成分が血管外へ流出したことによって，ショックに陥るものがあります．
- 出血に伴い血圧を維持するために，代償機転として交感神経やカテコラミンが働き，頻脈や<u>四肢末梢の冷感，湿潤</u>といった症状がみられます．また，体液を維持するために，RAA（レニン・アンジオテンシン・アルドステロン）系の活性化，抗利尿ホルモン（antidiuretic hormone：ADH）の働きによって，水やナトリウムイオン（Na^+）の再吸収が行われ，そのため，<u>乏尿や無尿</u>がみられます．また，<u>ショックが遷延することで，意識障害や不穏</u>をきたすことがあります．
- ショックでは，出血量によって，バイタルサインや症状が変化するため，症状から出血量を予測することや重症度を判断することも重要です．表2に示している<u>ショック指数とは，「脈拍÷血圧」</u>で表すもので，基準値は0.5です．ショック指数から重症度を判断することもできます．
- 血液検査，動脈血ガス分析，血液型判定などのため，採血を行います．末梢静脈路を確保する際に，同時に採血しておくと迅速な対応につながります．
- 緊急処置としてはOMIを行いながら，大量輸液を行う必要があります．輸液は，細胞外液，もしくは，生理的食塩液を使用します．出血が原因の場合は，輸血を行いながら，止血の方法を考え準備を行っていきます．

表2 循環血液量減少性ショックの重症度判断

症状	循環血液量欠乏量	出血量	ショック指数	時間尿量	臨床症状
無症状	10～15%	500～750mL	0.5～1.0	40～50mL	無症状 眩暈
軽度	15～30%	750～1500mL	1.0～1.5	30～40mL	冷感・冷汗 倦怠感・口渇
中等度	30～45%	1500～2250mL	1.5～2.0	10～20mL	頻脈（100～120回/分） 血圧80～100mmHg 蒼白・呼吸促迫 不穏・脈拍狭小
重症	45%以上	2250mL以上	2.0以上	0～10mL	頻脈（100～120回/分以上） 血圧80～100mmHg 強度の蒼白・チアノーゼ 意識混濁・昏睡

［救急救命士標準テキスト編集委員会（編）：救急救命士標準テキスト，p.407，へるす出版，1991より作成］

心原性ショック

- 心原性ショックとは，心臓のポンプ機能が障害され，心拍出量が減少したときにショックに陥ることをいいます．その病因は3つに分類されており，①急性心筋梗塞，拡張型心筋炎など心筋全体に異常がある「心筋性」とよばれるもの，②心筋の機械の異常として，重症弁膜症，心室中隔欠損症などの「機械性」とよばれるもの，③また，不整脈によって生じる「不整脈性」とよばれるものに分類されます．
- 心拍出量の低下に伴い代償機転として，血圧を維持するために，カテコラミンの分泌促進や交感神経が活性化されます．そのため，さらに心筋負荷が増加し，心筋酸素消費量や心筋仕事量が高まり，心機能はさらに低下し悪化していきます．心原性ショックは代償機転がさらなる悪化を招き，悪循環となるため早期に介入する必要があります．
- 典型的なショック症状と心原性ショックの病因に伴う症状が出現します．急性心筋梗塞を疑う場合は胸痛の有無など随伴症状を問診することが重要であり，肺うっ血がみられる場合は，呼吸困難や呼吸音において断続性副雑音が聴かれることがあります．ショック症状と各病因の症状と統合しながらアセスメントすることが重要です．
- 12誘導心電図，心臓超音波検査，血液検査，動脈血ガス分析，胸部X線検査を行います．緊急処置は，OMIを行いながら，昇圧薬，強心薬などの薬物療法を行います．また，大動脈内バルーンパンピング（intraaortic balloon pumping：IABP）や経皮的心肺補助（percutaneous cardiopulmonary support：PCPS）の適応となります．
- 病棟内の急変では，補助循環装置を装着することは非常に困難になるため，看護師は，環境の調整，医師との連携を円滑に行わなければなりません．

血液分布異常性ショック

- 血液分布異常性ショックには，アナフィラキシーショック，敗血症性ショック，神経原性ショックがあげられます．共通する病態は，末梢血管が拡張し体内の血液量が相対的に減少し，また，血管透過性が亢進するためショックに陥ります．
- 症状の特徴として，末梢血管が拡張するため，珍しく四肢末梢が温かくなるショックです．詳細な症状，検査，緊急処置については，それぞれの病態に沿って解説していきます．

1）アナフィラキシーショック

- アナフィラキシーショックの病態を図4に示します．アナフィラキシーショックは体内に侵入した起因物質（薬物，抗菌薬，食事，ハチによる刺針）によって引き起こされる，急性アレルギー反応から生じるショックをいいます．
- 抗原抗体反応や直接，肥満細胞を刺激することにより，化学伝達物質（ヒスタミン，ロイコトリエンなど）が放出され，血管拡張や血管透過性亢進が起こりショックに陥ります．また，気管支平滑筋の収縮が起きるなど，呼吸器系の障害も出現します．

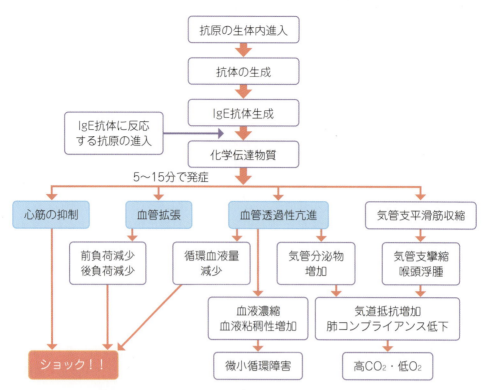

図4　アナフィラキシーショックの病態
［寺師榮ほか編：症状別・疾患別　救急看護アセスメントマップ，p.153，日総研，2000より引用］

- アナフィラキシーの症状（**表3**）には，口腔内の浮腫，喉頭浮腫，気管支けいれんのように気道の異常をきたした場合は，ストライダー（Stridor）の聴取や陥没呼吸などの努力性呼吸がみられます．循環においては，頻脈，血圧低下，意識障害が起こります．また，ショック症状として，血管が拡張しているため四肢末梢が温かくなっていることが多くあります．そのほかに，皮膚や眼球結膜，鼻咽頭，気管支，胃管粘膜には肥満細胞が多く存在するため，これらの部位に症状が出現します．皮膚所見としては，血管運動性浮腫，蕁麻疹，紅斑がみられます．腹部症状として，嘔気，嘔吐，下痢，腹痛が認められ，小児では顕著に出現します．皮膚と呼吸器，心血管系，持続する消化器症状の4つの症状のうち2つ以上の症状が，急激に発症したものは，アナフィラキシーと考えます．検査で診断することはなく，身体所見で判断します．
- 緊急処置はまずOMIを行います．アナフィラキシーの初期治療薬として重要な薬剤は，アドレナリンです．アドレナリンは，上気道の浮腫や気管支攣縮を軽減させ，低血圧に対する効果が高いです．アナフィラキシーが起こる際に化学伝達物質が放出されますが，アドレナリンは，その化学伝達物質を抑える作用があるため，アナフィラキシーの進行を防ぐことができます．投与方法は，皮下注射ではなく筋肉注射が推奨され，アドレナリン0.3mgを大腿四頭筋外側広筋部に，症状が改善し血圧が保てるようになるまで，5～20分ごとに反復投与を行います．
- また，大量輸液が必要となるため，1～2Lの細胞外液製剤（生理食塩液，乳酸リンゲル液）にて急速輸液を行います．心停止をきたした場合には，4～8Lの急速輸液が必要となります．

- 呼吸器系の症状をきたしている場合は，迅速な気管挿管が必要であり，気管挿管が困難な場合は，外科的気道確保（輪状甲状靱帯切開）を要することがあります．

表3　アナフィラキシーの症状とその割合

皮膚所見	90%
・蕁麻疹および血管浮腫	85～90%
・紅斑	45～55%
・発疹はなく瘙痒のみ	2～5%
呼吸器症状	40～60%
・呼吸困難，喘鳴	45～60%
・上気道浮腫	50～60%
鼻炎	15～20%
めまい，意識消失，血圧低下	30～35%
腹部症状	
・嘔気，嘔吐，下痢，腹痛	25～30%
その他	
・頭痛	5～8%
・胸部不快	4～6%
・けいれん	1～2%

2）敗血症性ショック

- 敗血症は感染に対する宿主生体反応の調節不全で，生命を脅かす臓器障害です．
- 診断基準は感染症が疑われ，qSOFAスコア（表4）が2点以上増加したものを指します．
- 敗血症性ショックは敗血症の部分集合であり，実質的に死亡率を上昇させる重度の循環・細胞・代謝の異常を呈します．
- 診断基準は十分な輸液負荷にもかかわらず，平均動脈圧65mmHg以上を維持するために血管作動薬を必要とし，かつ血清乳酸値が2mmol/Lを超えるものを指します．

表4　qSOFAスコア

各項目を1点とし，2点を超えれば集中治療が必要と判断する．
呼吸回数22回/分以上
精神状態の変化
収縮期血圧100mmHg以下

［Singer M, et al. JAMA 315：801-810，2016より引用］

- 感染症が起こると，免疫担当細胞や血管内細胞の炎症性受容体が，サイトカインなどの炎症性メディエーターに反応します．その結果，末梢血管が拡張し，また，血管透

過性も亢進するためショックに陥ります．これが敗血症性ショックの病態です．敗血症に伴うびまん性肺胞障害によって，毛細血管の血管透過性が亢進し，非心原性肺水腫をきたし，急性肺障害や急性呼吸促迫症候群に陥ることもあり，呼吸への影響があります．

- 症状は，<u>頻脈，意識障害，四肢温暖</u>などがあり，また，SIRSの診断基準の項目である，<u>体温・脈拍数・呼吸数</u>の上昇がみられます．感染部位として①肺，②腹部，③尿路の順で感染率が高いため，その部位に関連する随伴症状の観察は重要です．
- 検査は，血液検査，動脈血ガス分析，血液培養を行います．血液培養は，抗菌薬を投与する前に行う必要があります．
- 緊急処置はOMIを行います．細胞外液製剤（生理食塩液，乳酸リンゲル液）を用いて，<u>大量輸液</u>を行い，必要時にはアルブミン製剤や輸血も考慮します．また，血圧が上昇しない場合は，<u>ノルアドレナリンの投与</u>も必要です．<u>抗菌薬は，診断後1時間以内に投与</u>しなければなりません．

3）神経原性ショック

- 病院内急変で起こることはまれです．神経系の循環調節機構が障害され，血圧が低下するショックです．原因は外傷などが多く，脳幹損傷や脊髄損傷があります．通常ショックに陥った際は，循環調節機構が働き代償機転として，交感神経の興奮，カテコラミンの分泌による<u>頻脈，冷感，冷汗</u>などの症状が出現しますが，そのような症状は出現しません．交感神経が遮断されているため，<u>徐脈となり血圧低下がみられます</u>．代償機転が働かないため，初期より重篤な低血圧がみられ，<u>昇圧薬の使用が必要</u>とされます．

心外・閉塞性ショック

- 心タンポナーデ，緊張性気胸に伴い静脈還流量が減少し，心拍出量の低下をきたすことによってショックに陥ります．心外・閉塞性ショックの医原性の事故として，心臓カテーテル検査後に<u>心タンポナーデ</u>をきたすことや，CVカテーテル留置後に<u>緊張性気胸</u>をきたした報告もあるため，ここではこの2つの病態について解説します．

1）心タンポナーデ（図5）

- 心タンポナーデでは心膜腔内に液体が貯留するため，心拡張が著しく制限され心臓へ戻る血液の量が減少しショックに陥ります．
- 症状は，頸静脈怒張，低血圧，心音微弱の<u>ベックの3徴</u>といわれる症状や，脈が吸気時に弱くなり，呼気時に強くなるといわれる<u>奇脈</u>がみられます．
- 検査は，心臓超音波検査，血液検査，動脈血ガス分析を行います．
- 緊急処置はOMIと並行して，<u>心嚢穿刺を行います</u>．

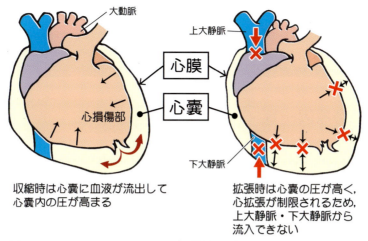

図5　心タンポナーデによるポンプ機能の低下

2）緊張性気胸（図6）

- 緊張性気胸は，胸壁もしくは肺の損傷に伴い，損傷部が一方向性のチェックバルブ様になり，吸気時には胸腔内へ空気が流入し，呼気時に弁が閉じるため排出できず，進行性に胸腔内に空気が貯留し，胸腔内圧が上昇していく状態です．患側の肺は虚脱し，さらに，縦隔や心臓は対側に移動するため，健側肺も圧迫され，換気障害が生じます．また，損傷側の胸腔内圧が上昇し静脈還流が障害され，閉塞性ショックに陥ります．

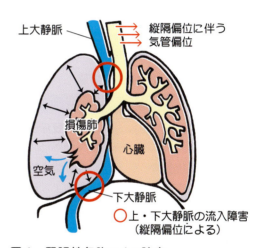

図6　緊張性気胸による障害

- 症状は，頸静脈怒張，片肺呼吸音の減弱，もしくは，消失，胸郭運動の左右差，皮下気腫などが出現します．
- 検査は，胸部X線検査を行うことで診断ができますが，胸部X線検査を施行しているうちに，心肺停止をきたすことがあるため，基本的には，身体所見から判断し，緊急処置を行います．
- 緊急処置は，OMIを行いながら，胸腔穿刺，胸腔ドレナージが行われます．

参考文献
1）山勢博彰編：救急看護の知識と実際，メディカ出版，2009
2）滝澤　始ほか監：病気がみえるvol. 4 呼吸器，改訂第2版，メディックメディア，2013

C 胸痛の原因と観察

1 胸痛の原因一覧

- 胸痛には，全身状態にほとんど影響を与えることのない軽症のものから，突然死の可能性のあるものまで多くの疾患があります．表1に示すように，心血管系疾患だけでなく，肺炎や気胸などの呼吸器系疾患，逆流性食道炎や胆石症などの消化器系疾患，肋間神経痛や帯状疱疹のような緊急度は低いが頻度の高い神経・筋・骨格系疾患など，胸痛を主訴とする病態は多岐にわたります．ほとんどの場合，緊急度の低い疾患であることが多いですが，なかには緊急度・重症度の高い"4キラーディジーズ"または"4キラーチェストペイン"とよばれる，①急性冠症候群，②急性大動脈解離，③急性肺血栓塞栓症，④緊張性気胸といった4つの死にいたる疾患があります．急激な全身状態の悪化や重篤な合併症のリスクを伴うため，これらの疾患による胸痛への対応はまさに一刻を争います．

表1 胸痛を主訴とする主な病態

分類	病態
心血管系疾患	急性冠症候群，急性大動脈解離，心タンポナーデ，急性心膜炎
呼吸器系疾患	急性肺血栓塞栓症，気胸（緊張性気胸），胸膜炎，肺炎
消化器系疾患	胃・十二指腸潰瘍，食道破裂，逆流性食道炎，胆石症，胆嚢炎，膵炎
神経・筋・骨格系疾患	肋間神経痛，肋骨骨折，帯状疱疹，筋肉痛
そのほか	過換気症候群，心臓神経症，不安神経症

2 各原因の病態解説 〜必要となる処置と治療〜

- 急変対応では緊急度の高い疾患を見逃さず，適切で迅速な対応が求められます．ここでは，胸痛を主訴とする疾患のなかで，患者を死にいたらしめる"4キラーディジーズ"の病態とそれに対する検査，処置，治療の概要について解説します．

▍急性冠症候群

1）病態

- 急性冠症候群（acute coronary syndrome：ACS）は，冠動脈プラークの破綻（図1）

とそれに伴う血栓形成により、冠動脈内腔が急速に狭窄、閉塞し、心筋が虚血、壊死に陥る病態を示す症候群です[1]。ACSはST上昇型心筋梗塞（ST-segment elevation myocardial infarction：STEMI）、非ST上昇型心筋梗塞（non-ST-segment elevation myocardial infarction：NSTEMI）および不安定狭心症に分類され、いずれかに心臓突然死が合併することがあります[2]。心原性ショックおよびSTEMIを有する患者は、経皮的冠動脈インターベンション（percutaneous coronary intervention：PCI）までの時間を90分以内とすることが推奨されています[1]。

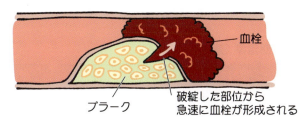

図1　冠動脈プラークの破綻と血栓形成

2）症状と検査

- 20分以上の胸痛（主訴の81％は胸痛）や絞扼感、胸部不快感が続くが、顎や左腕、左肩などに放散痛を認めることもあります。随伴症状として吐気や嘔吐、心不全を併発している場合は肺野で副雑音や過剰心音（Ⅲ音）を聴取することもあります。

- 確定診断として、12誘導心電図検査、血液検査（心筋マーカー）、心臓超音波検査、胸部X線検査などを行います。12誘導心電図検査はSTEMIの早期診断においてもっとも簡便で診断価値の高い検査です。ACSを疑う所見があれば10分以内に12誘導心電図を記録します。STEMI発症直後ではT波の増高、ST上昇を認めます（図2）。ST上昇がない場合でも、急性心筋梗塞（acute myocardial infarction：AMI）が強く疑われる患者には5〜10分ごとに心電図を記録し経時的に追跡します。血液検査では心筋マーカーの上昇（STEMI患者の90％以上で上昇する）を確認します。発症直後はトロポニンやH-FABPを用い、それ以降は一般的な心筋壊死マーカーであるCKやCK-MBを指標とします。心臓超音波検査は心筋の虚血に伴う心臓の収縮能や壁運動（AMIの診断率は90％を超える）を評価できる非侵襲的検査です。

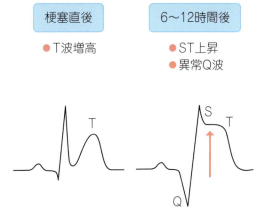

図2　ST上昇型心筋梗塞患者の心電図

3）治　療

- STEMIの場合，PCIを90分以内に行うことを治療目標とし[3]，並行してAMIによる合併症（心不全，ショック，重症不整脈，心停止）への治療が行われます．ACSと診断された（または疑われる）患者に対して，アレルギーや禁忌がないかぎり，以下の初期治療（通称：MONA）（表2）がルーチンに推奨されます[2]．STEMI発症超早期には致死性不整脈（大多数が心室細動）を併発するリスクが高いです．心室性期外収縮や頻拍性不整脈，高度な徐脈を伴うこともあり，薬物治療および電気的治療が必要となる場合もあります．

表2　ACSにおける初期治療（通称：MONA）

項　目	目的と適応	投与方法	禁忌と注意事項
morphine（モルヒネ塩酸塩またはほかの鎮痛薬）	胸痛の持続による心筋酸素消費量を増加，梗塞巣の拡大や不整脈を予防する．	モルヒネ塩酸塩は2〜4mgを静脈内投与する[2]．	呼吸状態や血圧変動（低下），嘔気など副作用の出現に注意する．
oxygen（酸素）	ショック徴候や心不全，動脈血酸素飽和度94％未満（低酸素症）を認める患者に対して投与する．	動脈血酸素飽和度に基づいて実施する．	血液ガス分析，または動脈血酸素飽和度をモニタリングする．
nitroglycerin（ニトログリセリン）	冠動脈や末梢動静脈の拡張作用により前・後負荷を軽減する．	3〜5分ごとに計3回まで投与できる．	収縮期血圧90mmHg未満，高度徐脈と頻脈，右室梗塞，勃起不全治療薬服用後24時間以内は使用を避ける．
aspirin（アスピリン）	抗血小板薬として血栓形成の予防と冠動脈拡張を目的に，できるだけ発症早期（数分以内）に使用する．	アスピリン162〜325mgとクロピドグレルなどを併用して咀嚼服用を行う．	アスピリンアレルギー，最近の消化管出血の既往，喘息のある患者には使用を避ける．

［American Heart Association：ACLS EPマニュアル・リソーステキスト，2014を参考に筆者作成］

急性大動脈解離

1）病　態

- 大動脈解離とは，大動脈壁の内膜が裂けて中膜が内外2層に解離することです．本来の動脈内腔（真腔）と新たに生じた解離腔（偽腔）の2層になった状態で，偽腔に流入した血液もしくは血腫や血栓が存在します（図3）．この流入部をエントリー（entry），偽腔から真腔への流出部をリエントリー（re-entry）とよびます．病態の分類（表3）には，スタンフォード（Stanford）分類とドゥベーキー（DeBakey）分類を用いますが，スタンフォード分類では，上行大動脈に解離があるものをスタンフォードA型，上行大動脈にないもの，つまり，下行大動脈にあるものをスタンフォードB型と分類

します．好発年齢は50～70歳台で，誘因の多くは高血圧ですが，外傷や先天性結合組織疾患を誘因に発症することもあります．

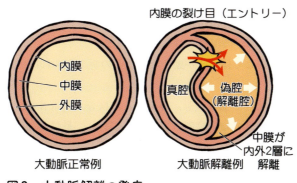

図3　大動脈解離の発症

2）症状と検査

● 症状の特徴として，突然の胸背部痛の激痛があります．また，解離の進行によって痛みの部位が胸部から背部に移行するなど経時的な変化を示します．

表3　スタンフォード分類とドゥベーキー分類

分類法	A型		B型	
スタンフォード分類	上行大動脈に解離がある		上行大動脈に解離がない	
分類法	I型	II型	IIIa型	IIIb型
ドゥベーキー分類	エントリーが上行大動脈にあり，弓部大動脈から下行大動脈に及ぶ	解離が上行大動脈に限局している	エントリーが下行大動脈にあり，解離が胸部大動脈に限局する	エントリーが下行大動脈にあり，腹部大動脈に進展する

［日本循環器学会学術委員会合同研究班，循環器病の診断と治療に関するガイドライン（2010年度合同研究班）：大動脈瘤・大動脈解離診療ガイドライン（2011年改正版），p.7，2011を参考に作成］

- 随伴症状は，解離腔の場所，広がり方によって異なり，解離が総頸動脈にある場合は，脳虚血が生じ，<u>めまい，頭痛，意識障害，けいれん</u>が出現することがあります．上行大動脈基部病変の場合は，<u>心タンポナーデや大動脈弁閉鎖不全症</u>，鎖骨下動脈病変の場合は，<u>血圧の左右差</u>（20mmHg以上で左右の血流差があると判断），肋間・腰部動脈病変の場合は，<u>対麻痺</u>が出現するおそれがあります．
- 胸痛のほかに跛行，もしくは下肢が動かないなどの訴えがあれば，急性大動脈解離が疑われます．
- 検査では，12誘導心電図，血液検査，心臓超音波検査，胸部X線，胸部造影CTが行われます．胸部X線画像では上縦隔陰影の拡大があり，最終的には胸部造影CTで確定診断されます．
- なかには，冠動脈病変から急性心筋梗塞を合併する場合もあるため，急性心筋梗塞を疑う場合は，大動脈解離の可能性を念頭に置きます．

3）治　療

- スタンフォードA型では人工血管置換術の適応となり，スタンフォードB型では血圧管理と疼痛管理，必要があれば鎮静により安静を維持します．生命の危機が迫っており，迅速な診断と適切な治療が予後を決めるため，予測性をもち，準備や援助が必要となります．

急性肺血栓塞栓症

肺塞栓を起こしやすい疾患
- 各種術後（とくに下腹部，前立腺，骨盤腔内の手術）
- 心疾患（心臓弁膜症，心内膜炎，心房細動）
- 骨折後（長管骨（大腿骨），肋骨など → 脂肪塞栓）
- 産婦が離床するとき
- 下肢深部静脈の血栓症，静脈瘤
- そのほか，悪性腫瘍，多血症

- 血栓の発生には，血行の異常，血管壁の変化，血液凝固系の異常があるとされています．

1）病　態

- 急性肺血栓塞栓症の病態は，静脈や心臓に形成された血栓が遊離して急激に肺動脈を閉鎖することにより生じます．<u>塞栓子の主な原因は深部静脈血栓症</u>（Deep vein thrombosis：DVT）で，90％以上は下肢深部静脈あるいは骨盤内徐脈由来（**図4**）です[4]．安静解除後の起立，歩行や排便，排尿に伴う場合，妊婦，骨折後の合併症などがその

要因としてあげられます．肺血管床を閉塞する血栓塞栓の大きさなどによって，無症状のものから心肺停止（死亡率52%）にいたるものまでさまざまですが，救命は困難で予後も不良です．

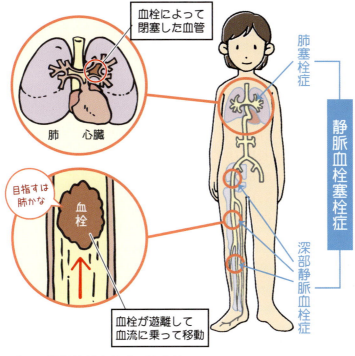

図4　深部静脈血栓症と肺塞栓

2）症状と検査

- 特徴とする症状は，突然の呼吸困難と胸痛です．呼吸困難に伴い頻呼吸や頻脈が著明に現れ，ショックや低血圧を呈することもあります．肺高血圧に伴いⅡ音肺動脈成分の亢進，右心不全をきたせば頸静脈怒張を認めます．呼吸音では，気管支攣縮による喘鳴や肺梗塞の合併による湿性ラ音を聴取できます．
- 検査所見として，動脈血ガス分析，血液検査，胸部X線検査，12誘導心電図検査，心臓超音波検査，胸部造影CT検査などを行います．
- 動脈血ガス分析では動脈血酸素分圧，動脈血二酸化炭素分圧の低下を認め，血液検査の凝固系において，FDP（fibrin/fibrinogen degradation products）やDダイマーの上昇を認めます．
- 胸部X線画像では，肺門部肺動脈拡張と末梢肺血管陰影の消失，12誘導心電図所見ではⅠ誘導での深いS波，Ⅲ誘導での異常Q波，陰性T波，または右室胸部誘導V_1〜V_3の陰性T波を認める場合があります．
- また，DVTの症状として片側の下肢の腫脹，疼痛，ホーマンズ（Homans）徴候があります．

3）鑑別診断

- 胸部X線で梗塞になれば診断がつけやすいですが，血栓，塞栓の状態ではわからない場合が多いです．
- 確定診断は肺シンチグラム，肺血管造影．
- 狭心症，心筋梗塞，胸膜炎，肺炎，解離性大動脈瘤破裂，自然気胸，原発性肺高血圧症．

4）治　療

- 低酸素血症に対して**酸素投与**を行います．抗凝固療法として急性期には即効性のある**未分画ヘパリンの静脈内投与**（APTT*を1.5〜2.5倍になるようにコントロール）と血栓溶解療法として**t-PA療法**をできるかぎり早期に開始します．
- そのほか，血栓を破砕吸引して血流を再開させることを目的としたカテーテル的治療や，再発のリスクを有する残存血栓に対する対応として下大静脈フィルターの留置が考慮されます．

緊張性気胸

1）病　態

- 心外・閉塞性ショックに陥るためもっとも緊急度の高い病態である（**51ページ**）．自然気胸から引き起こされる場合もありますが，人工呼吸器管理中の患者や，外傷に伴う肺挫傷時の陽圧換気中の患者は急速に発症する場合があります．

2）症状と検査

- 症状は，胸痛，ショック，咳嗽，呼吸困難，チアノーゼ，頻呼吸がみられ，身体所見として頸静脈怒張，打診で鼓音，呼吸音の減弱もしくは消失，皮下気腫などが出現します．
- 胸部X線画像による診断を待つ間に心肺停止にいたることもあるため，身体所見から判断する必要があります．

3）治　療

- 緊急処置として，胸腔内に貯留した空気を脱気する必要があります．物品の準備が整っていればすぐに胸腔ドレナージを施行します．時間的に余裕がない場合や，すぐに胸腔ドレーンを実施できない場合は，胸腔穿刺によって緊急脱気を行います．

---

* APTT：activated partial thromboplastin time，活性化部分トロンボプラスチン時間

3 観察点

- 胸痛を主訴とする疾患は数多くありますが，患者が胸痛や胸部違和感を訴えた場合，まずは，①急性冠症候群，②急性大動脈解離，③急性肺血栓塞栓症，④緊張性気胸などの重篤な疾患の可能性を念頭にアセスメントを行い，対応を進めていきます．
- 一見軽症にみえる緊急度の高い疾患を見逃さないためには，病歴聴取（問診）とともに，身体所見から患者を観察し，緊急度・重症度を判断していくことが重要です．これら4つの疾患を否定できれば，致死的疾患は否定され，緊急度は低くなります．これらの疾患を見落とさないためにも，発症時期や誘因，胸痛の部位や性状，程度，持続時間，放散痛の有無など胸痛の特徴（表4）を把握しておきましょう．なお，急性心筋梗塞の可能性を低くする臨床的徴候について把握しておくとよいでしょう．①呼吸性で変化する胸痛，鋭い，または，刺すような痛み，②体位で変化する胸痛，③触診で再現される胸痛，これらの症状があてはまる場合は急性心筋梗塞の可能性を低くするため，ほかの疾患を考えます．
- 必要な情報を効率よく，もれなく収集するためのツールの1つとしてOPQRSSTT法（表5）を活用します．また，急性心筋梗塞の場合，身体所見（主に呼吸音と心音の聴診所見）からポンプ失調の重症度を分類するキリップ（Killip）分類（表6）は心原性ショックのアセスメントと治療の選択に有用です．

表4 疾患による胸痛の特徴

胸痛	急性冠症候群	急性大動脈解離	急性肺血栓塞栓症	緊張性気胸
痛みの部位	・前胸部の痛み ・肩や顎，頸部，心窩部などに放散痛	・胸部，背部の痛み ・胸部から背部へ移動する	・前胸部の痛み	・前胸部の痛み
痛みの性質	・締め付けられる痛み（絞扼感） ・重苦しい，灼熱感	・引き裂かれるような激痛	・呼吸困難（頻呼吸）を伴い，呼吸（吸気）に伴う痛み	・呼吸困難を伴う，患側の胸痛
痛みの起こりかたと持続時間	・突然の発症 ・20分以上持続	・突然の発症 ・発症直後がもっとも強く，持続する	・突然の発症	・突然の発症
そのほかの特徴	・高齢者，糖尿病患者，女性は非典型な症状や無痛性のことがある	・解離の部位と進行に伴い変化する	・顕著な呼吸困難感と重症例ではショック状態を伴う	・必ずショック症状を伴う ・呼吸音減弱などの身体所見を伴う
リスク因子と既往歴	高血圧，糖尿病，AMI，狭心症，脂質異常症，喫煙歴，ストレス，肥満など	高血圧，マルファン症候群，外傷など	DVTなど，術後や長期臥床後の初回離床時，排泄行為時に多い	自然気胸，人工呼吸管理中の患者，外傷による肺挫傷に対する陽圧呼吸など

表5　OPQRSSTT法による問診法

項目	問診する内容	具体的な問診例
O（Onset） 発症時間/様式	突然，徐々に，発作性，夜間，朝方に発症	いつからですか？　突然ですか？
P（Palliative/Provocative） 誘発因子	症状の悪化もしくは軽減する要因はあるか/何によってよくなるか/外傷・損傷があるか	症状はわるくなっていますか？何かしているときですか？
Q（Quality） 痛みの性質	どのような痛みか	どのような痛みがありますか？ズキズキ，ドクドク，重い感じなど．
R（Region/Radiation） 部位/放散	どの部位か，1ヵ所か，ほかの場所に移動するのか	どこが痛いですか？　違うところに痛みが放散していますか？
S（Severity） 痛みの程度	痛みの程度（1～10）	人生最悪な痛みを10，症状がないときを0としたら，いまどのくらいの痛みですか？
S（Symptom） 随伴症状	胸痛，発熱，起座呼吸など	ほかに症状がありますか？たとえば，吐き気，嘔吐，腹痛などがありますか？
T（Time） 時間経過	改善，増悪傾向，時間/日単位，続いているのかなど	痛みは変わらず続いていますか？痛みがよくなったりわるくなったりしますか？
T（Treatment） 治療	いつ内服したか/患者自ら行ったか/効果があった治療，なかった治療	鎮痛薬を使いましたか？　吸入をしましたか？

表6　キリップ分類（身体所見に基づいた重症度分類）

クラス	状態	身体所見
I	心不全徴候なし	肺野にラ音がなく，III音を聴取しない
II	軽度～中等度の心不全	全肺野の50％未満の範囲でラ音を聴取，あるいはIII音を聴取する
III	重症心不全	全肺野の50％以上の範囲でラ音を聴取する
IV	心原性ショック	血圧90mmHg未満，尿量減少，チアノーゼ，冷たく湿った皮膚，意識障害を伴う，患者の死亡率は40～70％と高い[1]

4 見逃してはいけない病態

- 前述したように，胸痛を訴えている患者への対応は，"4 キラーディジーズ"を念頭に置いて進めます．なかでも，致死的な疾患で，かつ発症率の高い急性心筋梗塞を確認するために，12誘導心電図を記録します．結果，ST上昇を認めればSTEMIとして早急に対応します．ただし，急性大動脈解離からの合併である可能性なども視野に入れ，思い込みによって重要な徴候の見落としがないよう注意します．

- 一方，初回心電図でST上昇がなければ，NSTEMI（非ST上昇心筋梗塞），急性大動脈解離，急性肺血栓塞栓症，緊張性気胸について，各疾患の特徴をふまえた問診と身体所見から情報を集め，該当しない疾患を除外します．同時に，予測される検査や二次救命処置の準備を整えます．とくに胸痛を訴える患者は致死的不整脈を発症するリスクがあるため，救急カート（薬剤）と除細動器（またはAED）を患者のそばに配置しておきます．

- これらのキラーディジーズを否定できれば，時間的に余裕をもって医師の診察，検査，継続的な観察を行います．看護師は医師と連携，協働し，胸痛による苦痛，ショックや呼吸困難などの顕在している問題下でできるかぎり患者のニーズの充足（苦痛や不安の軽減）につとめます．また，バイタルサインのモニタリングと症状の安定化を図り，心不全の増悪，致死性不整脈の出現など潜在している合併症の予防のために看護を実践します．

引用文献
1) 日本循環器学会，循環器病の診断と治療に関するガイドライン（2012年度合同研究班）：ST上昇型急性心筋梗塞の診療に関するガイドライン（2013年改訂版），2013
2) American Heart Association：心血管系：急性冠症候群－STEMI，NSTEMI，不安定狭心症，ならびに心不全およびショックを合併する急性冠症候群．ACLS EPマニュアル・リソーステキスト，p.175-234，シナジー，2014
3) 日本蘇生協議会監：第5章 急性冠症候群．JRC蘇生ガイドライン2015，医学書院，2016
4) 山田典一：肺血栓塞栓症の診断と治療．血栓止血誌 19（1）：29-34，2008

参考文献
1) 堀 正二，永井良三編：循環器疾患最新の治療2014-2015，p.343-346，南江堂，2014
2) 齋藤耕平：「胸が痛い」という訴え．エキスパートナース 29（5）：48-54，2013
3) 横田裕子：心筋梗塞（AMI）の既往で見逃せない！ キケンな心電図．エキスパートナース 30（4）：36-42，2014
4) 酒井由夏：朝，ジョギングの最中に胸が締め付けられるような感じがして，何となく今もそれが続いている．救急看護＆トリアージ 2（1）：2-8，2012
5) 日本循環器学会学術委員会合同研究班，循環器病の診断と治療に関するガイドライン（2010年度合同研究班）：大動脈瘤・大動脈解離診療ガイドライン（2011年改正版），2011

D 呼吸困難の原因と観察

1 呼吸困難の原因一覧

- 呼吸困難とは「患者自身が呼吸状態の不十分さを自覚している状態」であるが，原因となる病態は実にさまざまです．呼吸は，循環血液中のPO_2，PCO_2，pHを感知する化学受容器（chemoreceptor）や，胸部や横隔膜の呼吸筋の動きを感知・調節する機械受容器（mechanoreceptor）などの末梢組織の受容体からのフィードバックを受けて，主に延髄の呼吸中枢が調節しています．そしてこれらの受容体からの情報にアンバランスが生じたときに呼吸困難が生じるとされます．病態の重症度緊急度を考慮し，臓器別・システム別に原因疾患を検索し，治療を行います（表1）．

表1 急性の呼吸困難をきたす病態

臓器	緊急かつ重篤	緊急性あり	緊急性低い
気道・肺	気道異物・気道閉塞，急性喉頭蓋炎，重症気管支喘息発作，アナフィラキシーショック，緊張性気胸，非心原性肺水腫，肺塞栓	クループサイン[*1]，気管支喘息中発作，COPDの急性増悪，誤嚥，肺炎，自然気胸	胸水貯留（肺炎）
心臓	心原性肺水腫，心筋梗塞，心タンポナーデ	心外膜炎	
腹部疾患		腹膜炎，イレウス	腹水貯留
外傷	緊張性気胸，心タンポナーデ，フレイルチェスト[*2]	気胸，血胸，横隔膜損傷	肋骨骨折
内分泌代謝	各種のショック	代謝性アシドーシス，電解質異常，貧血	甲状腺機能異常
神経・筋疾患	脳血管障害	ギラン-バレー症候群	
中毒	一酸化炭素，有機リン，フグ毒，青酸カリなど		
精神疾患			過換気症候群，パニック障害

[*1] 嗄声，吸気性喘鳴，犬吠様咳嗽をクループサインと総称されます．
[*2] 多発骨折から骨性胸郭の一部分が周囲の健常胸郭との連続性を失ってフレイルセグメントを形成し，自発呼吸において同部が吸気時に陥没し呼気時に膨隆する奇異運動を呈する．

2 各原因の病態解説 ～必要となる処置と治療～

■ 上気道狭窄・閉塞

- 上気道狭窄・閉塞では主に吸気時の呼吸困難を生じ，チアノーゼがみられます．完全閉塞では患者がチョーキングサインとよばれる「窒息のサイン」で示すことがすすめられていますが，発語は不可能で短時間で意識障害をきたします．狭窄の場合には，陥没呼吸，吸気時喘鳴，嗄声などの症状を示します．

1) アナフィラキシー，アナフィラキシー様反応

- アナフィラキシーとは，ある種の抗原に感作されたヒトが，再び同一抗原に曝露されるときにIg-E抗体を介して発現する重篤な全身性過敏反応です．最終的な反応経路である肥満細胞と好塩基球から放出される種々のケミカルメディエーター（化学伝達物質；ヒスタミン，セロトニン，ブラジキニンなど）による血圧低下（血管平滑筋弛緩）や気道閉塞症状（声門・咽頭浮腫，気管支平滑筋収縮）などの致死的症状が特徴です．
- アナフィラキシー様反応は，臨床症状はアナフィラキシーと同じですが，Ig-E抗体を介することなく，最終反応経路である肥満細胞と好塩基球から種々のケミカルメディエーターが放出されて発現します．したがって，基本的治療は両者ともに同じと考えてよいです．
- 診断は，現病歴と身体所見から行います．典型的症状は，皮膚の瘙痒感，紅斑，蕁麻疹の出現に引き続き血圧低下，胸部の圧迫感や絞扼感，不安感，呼吸困難，喘鳴，嗄声，意識レベル低下や心肺停止などが出現します．
- 抗原曝露後症状出現までの時間が短ければ短いほど重篤になりやすいです．通常，60分以内に症状が出現します．
- 典型的な症例でない場合には，虚血性心疾患，不整脈，気管支喘息重積発作，けいれん，口頭蓋炎，遺伝性血管性浮腫，気管内異物，血管迷走神経反応などを鑑別する必要があります．

2) 喉頭蓋炎

- クループ（croup）症候群とは，急性炎症による喉頭ならびに喉頭周辺の狭窄疾患の総称です．臨床的に，クループ症候群の大半を占めるウイルス性の急性喉頭気管気管支炎と，頻度は少ないものの，緊急疾患として重要な細菌性急性喉頭蓋炎に大別されます．
- 急性喉頭気管気管支炎は，3ヵ月～3歳の乳児期に好発し，パラインフルエンザウイルスによることが多いです．発症当初は，鼻汁などの感冒様症状で始まり，数日以内に，犬吠様咳嗽と吸気性喘鳴を示すようになります．高熱となることは比較的少ないです．気道閉塞が進行すれば，嗄声，呼吸困難，陥没呼吸が顕著となっていきます．
- 診断は，症状から容易であり，喉頭X線画像では，スティープルサイン（steeple

sign）とよばれる特徴的な喉頭下部の気道の狭窄所見を示します．

- 急性喉頭蓋炎は，3〜7歳の幼児期が好発年齢で，主な起炎菌はB型インフルエンザ菌です．突然の高熱，咽頭痛，咳嗽，呼吸困難で発症し，急速に気道閉塞が進行します．患児は，坐位で流涎を呈しながら下顎を前方に突き出す姿勢が特徴的で，不穏状態であり，一見して重症感に満ちています．
- 心停止の危険もあるので，舌圧子による診察などは無理に施行せず，熟練した医師による気管内挿管，緊急気管切開が可能な施設もしくは処置室などに，可能なかぎりすみやかに搬送すべきです．

3）気管支喘息

- 気管支喘息は，気管・気管支平滑筋の攣縮，気道内分泌物の過多，気道粘膜の浮腫など，広範な気道の狭窄に特徴づけられる疾患です．呼吸困難発作は頻発しますが一過性であって，治療により改善することができます．気管支喘息はその発生原因によりアトピー型，感染型，混合型の3つに分けて考えられており，その中心をなすものはアレルギー反応の関与といわれています．しかしながら，気管支喘息発作の原因に感染が大きく関与していることは否定できません．臨床症状には，喘鳴，咳，痰，呼吸困難（息切れ），胸苦しさなどがみられます．喘息による臨床症状を分類した「喘息重症度分類」が日本アレルギー学会『喘息予防・管理ガイドライン2015』より発表されており，治療介入がされていないときの重症度分類（表2），現在の治療を考慮した重症度分類（表3）があります．

表2　未治療の臨床所見による喘息重症度の分類（成人）

重症度[*1]		軽症間欠型	軽症持続型	中等症持続型	重症持続型
喘息症状の特徴	頻度	週1回未満	週1回以上だが毎日ではない	毎日	毎日
	強度	症状は軽度で短い	月1回以上日常生活や睡眠が妨げられる	週1回以上日常生活や睡眠が妨げられる	日常生活に制限
				しばしば増悪	しばしば増悪
	夜間症状	月に2回未満	月2回以上	週1回以上	しばしば
PEF FEV$_1$[*2]	%FEV$_1$, %PEF	80％以上	80％以上	60％以上80％未満	60％未満
	変動	20％未満	20〜30％	30％を超える	30％を超える

[*1] いずれか1つが認められればその重症度と判断する．
[*2] 症状からの判断は重症例や長期罹患例で重症度を過小評価する場合がある．呼吸機能は気道閉塞の程度を客観的に示し，その変動は気道過敏性と関連する．%FEV$_1$＝（FEV$_1$測定値/FEV$_1$予測値）×100，％PEF＝（PEF測定値/PEF予測値または自己最良値）×100
［日本アレルギー学会喘息ガイドライン専門部会（監）：喘息予防・管理ガイドライン2015，p.6，協和企画，2015より転載］

表3 現在の治療を考慮した喘息重症度の分類（成人）

現在の治療における患者の症状	現在の治療ステップ			
	治療ステップ1	治療ステップ2	治療ステップ3	治療ステップ4
コントロールされた状態[*1] ・症状を認めない ・夜間症状を認めない	軽症間欠型	軽症持続型	中等症持続型	重症持続型
軽症間欠型相当[*2] ・症状が週1回未満である ・症状は軽度で短い ・夜間症状は月に2回未満である	軽症間欠型	軽症持続型	中等症持続型	重症持続型
軽症持続型相当[*3] ・症状が週1回以上，しかし毎日ではない ・症状が月1回以上で日常生活や睡眠が妨げられる ・夜間症状が月2回以上ある	軽症持続型	中等症持続型	重症持続型	重症持続型
中等症持続型相当[*3] ・症状が毎日ある ・短時間作用性吸入β_2刺激薬がほとんど毎日必要である ・週1回以上，日常生活や睡眠が妨げられる ・夜間症状が週1回以上ある	中等症持続型	重症持続型	重症持続型	最重症持続型
重症持続型相当[*3] ・治療下でもしばしば増悪する ・症状が毎日ある ・日常生活が制限される ・夜間症状がしばしばある	重症持続型	重症持続型	重症持続型	最重症持続型

*1 同一治療継続3〜6ヵ月でステップダウンを考慮する．
*2 各治療ステップにおける治療内容を強化する．
*3 治療のアドヒアランスを確認し，必要に応じて是正してステップアップする．
［日本アレルギー学会喘息ガイドライン専門部会（監）：喘息予防・管理ガイドライン2015，p.141，協和企画，2015より転載］

①可逆性気流閉塞
- 喘鳴，咳嗽，胸部圧迫感，呼吸困難といった臨床症状の変化が激しいことが特徴です．症状の発作性，著明な日内変動（とくに夜間〜早朝に強い），季節変動，気管支拡張薬治療などで著明に改善，などから気流閉塞の可逆性を推測します．

②非特異的気道過敏性
- 健常者では問題にならないほどの軽微な刺激で臨床症状が出現します．多いのは運動や激しい体動で，タバコの煙，におい，ストレスなどで症状が誘発されます．

緊張性気胸

- 病態は34ページを参照してください．胸腔穿刺または胸腔ドレナージによる迅速な胸腔内減圧を行います．胸腔穿刺は病態が切迫している場合の第1選択です．穿刺は上昇した胸腔内圧の減圧が目的であり，緊張性気胸を単純気胸に変換します．最終的には胸腔ドレナージを行います．

- 緊張性気胸では呼吸困難，皮下気腫，胸郭運動の左右差，呼吸音の左右差，外頸静脈の怒張が重要な所見であり，1つでも存在する場合には本症を積極的に疑い，X線写真を待たずにドレナージを考慮します．

肺塞栓症

- 肺塞栓症は大静脈右心系から血栓，脂肪，空気，そのほかの塞栓子が肺循環に流れ込み，肺動脈の一部を閉塞することによって生じます．閉塞された血管より末梢部は死腔となります．閉塞が広範に及ぶと肺血管抵抗は増大し，肺高血圧となって急性右心不全（急性肺性心）を生じます．これが結局は心拍出量の減少となって体循環の障害を生じます．微小塞栓の場合は，臨床的に診断がつかない場合が多くあります．
- 深部静脈血栓症からの血栓によるときは，一般に肺血栓塞栓症（pulmonary thromboembolism：PTE）といわれます．エコノミークラス症候群（旅行者血栓症）は，この深部静脈血栓による肺血栓塞栓症のことをいいます（56ページ）．

急性心不全

- 心不全は循環器系の疾患であるが，増悪した場合には，呼吸器疾患に類似した呼吸困難を主訴として来院するため，注意しなければなりません．
- 通常，心不全は慢性に経過し，徐々に増悪していくが，心筋梗塞，肺塞栓などではこれらの発生と同時に心不全となる場合があります．そのほか，感染，過労，手術，妊娠，基礎疾患（肝疾患，腎疾患，不整脈など）が誘因となって発症する場合もあります．
- 近年まで心不全のほとんどは収縮不全が主体と考えられてきましたが，拡張不全の占める割合が多く，収縮不全を3分の1とすると拡張不全も3分の1，両者の混在が3分の1とされています．
- 心不全には左心不全と右心不全があります．
- 左心不全をきたす疾患としては，肺水腫を生じる疾患である冠動脈疾患（心筋梗塞），心筋症，僧帽弁・大動脈弁疾患（腱索の断裂，乳頭筋不全，大動脈弁閉鎖不全症），各種ショック，中毒または過量の輸液・輸血などで急性増悪した場合が考えられ，右心不全では，三尖弁・肺動脈弁疾患，慢性肺疾患，肺塞栓などが考えられます．

1）症状と診断

- フラミンガム研究（Framingham study）のうっ血性心不全診断基準（表4）をもとに問診や身体所見で評価します．
- 既往歴に高血圧症，心臓弁膜症，虚血性心疾患，心筋症，肺性心，また尿毒症，肝硬変などがある．
- 急性心不全の各病態の血行動態的特徴を表5に示します．心不全には左心不全と右心不全とがありますが，左心不全では肺静脈のうっ血，間質性浮腫，肺胞内への滲出液の漏出が起こり，呼吸困難，起座呼吸，咳，痰（血痰，ピンク状泡沫痰），喘鳴などの

症状がみられます．右心不全では体静脈系のうっ血を生じ，<u>頸静脈怒張，静脈圧の上昇，肝腫大，浮腫，胸水，腹水</u>などの症状がみられます．しかしながら，左心不全も右心不全もいずれは両心不全となり，左心不全，右心不全両方の症状を示すようになります．

- 心拡大，頻脈，心雑音，奔馬調律，湿性ラ音（最初は両肺野の下部，進行すると全肺野）．
- 低心拍出量，左房圧上昇，右房圧上昇．
- 頸静脈の怒張，肝腫大，静脈圧上昇，腹水．
- 浮腫は立位をとっている患者は下腿，臥位の患者では背部，仙骨部に生じる．
- 胸部X線像で心陰影の拡大，肺血管陰影の増大，全肺野における淡い不透過性（雲状）の陰影，胸水などを認める．

表4 うっ血性心不全の診断基準（Framingham criteria）

大症状2つか，大症状1つおよび小症状2つ以上を心不全と診断する

［大症状］
- 発作性夜間呼吸困難または起座呼吸
- 頸静脈怒張
- 肺ラ音
- 心拡大
- 急性肺水腫
- 拡張早期性ギャロップ（Ⅲ音）
- 静脈圧上昇（16cmH$_2$O以上）
- 循環時間延長（25秒以上）
- 肝頸静脈逆流

［小症状］
- 下腿浮腫
- 夜間咳嗽
- 労作性呼吸困難
- 肝腫大
- 胸水貯留
- 肺活量減少（最大量の1/3以下）
- 頻脈（120/分以上）

［大症状あるいは小症状］
- 5日間の治療に反応して4.5kg以上の体重減少があった場合，それが心不全治療による効果ならば大症状1つ，それ以外の治療ならば小症状1つとみなす

［日本循環器学会，循環器病の診断と治療に関するガイドライン2010年度合同研究班：急性心不全治療ガイドライン（2011年改訂版），p.11，2011，http://www.j-circ.or.jp/guideline/pdf/JCS2011_izumi_h.pdf（2016年10月27日閲覧）より転載］

表5 急性心不全の各病態の血行動態的特徴

病　態	心拍数/分	収縮期血圧 mmHg	心係数
①急性非代償性心不全	上昇/低下	低下, 正常/上昇	低下, 正常/上昇
②高血圧性急性心不全	通常は上昇	上昇	上昇/低下
③急性肺水腫	上昇	低下, 正常/上昇	低下
④心原性ショック （1）低心拍出量症候群 （2）重症心原性ショック	上昇 ＞90	低下, 正常 ＜90	低下 低下
⑤高拍出性心不全	上昇	上昇/低下	上昇
⑥急性右心不全	低下が多い	低下	低下

2）鑑別診断

- 急性および慢性の肺疾患，気管支喘息，肺塞栓，肺がん，縦隔洞腫瘍，ネフローゼ，腎炎，肝硬変．

3 観察点

- 呼吸困難を訴える場合，患者の特徴的な所見・情報などから，まずはどんな疾患が推測できるのか，仮説を立てます．呼気時に喘鳴が聞かれていれば喘息発作を起こしているのかもしれません．また，説明のできない低酸素状態，術後，ホーマンズ徴候の陽性があれば肺塞栓を起こした可能性などを考えます．それに加えて，患者の生命危機に直結するかもしれない病態を仮説とし，仮説演繹法を使って，臨床推論を行います．生命の危機に直結する呼吸困難の症状を呈する病態は，喘息発作，肺塞栓のほかに，上気道閉塞，緊張性気胸，心不全，アナフィラキシーショックなどが考えられます．それらキラーディジーズを仮説とし，その仮説を検証するよう，さらに情報収集，フィジカルアセスメント（身体診察）を行い，仮説の検証につなげていくことで，実在または潜在する健康問題を把握することができます．それにより患者に行われる治療，検査の予測・準備へつなげることが看護介入となります．

平均肺動脈楔入圧	Killip分類	Forrester分類	利 尿	末梢循環不全	脳など重要臓器の血流低下
軽度上昇	II	II	あり/低下	あり/なし	なし
上昇	II-IV	II-III	あり/低下	あり/なし	あり 中枢神経症状を伴う*
上昇	III	II/IV	あり	あり/なし	なし/あり
上昇	III-IV	III-IV	低下	あり	あり
上昇	IV	IV	乏尿	著明	あり
上昇あり/上昇なし	II	I-II	あり	なし	なし
低下	I	I, III	あり/低下	あり/なし	あり/なし

平均肺動脈楔入圧：上昇は 18mmHg 以上を目安とする．* 高血圧性緊急症がある場合に認められる
［日本循環器学会，循環器病の診断と治療に関するガイドライン 2010 年度合同研究班：急性心不全治療ガイドライン（2011年改訂版），p.7，2011，http://www.j-circ.or.jp/guideline/pdf/JCS2011_izumi_h.pdf（2016 年 10 月 27 日閲覧）より転載］

- 下記は呼吸困難を示すキラーディジーズの特徴的症状です．それらの症状を検証するよう観察を進めます．

上気道閉塞

- 呼吸困難突然発症の場合には，気道異物，アレルギーの有無，薬物の使用，顔面・頸部の外傷，気道熱傷，先行する呼吸器症状，発熱などを確認します．突然の呼吸停止，発声・咳嗽困難，チアノーゼ，チョーキングサイン（choking sign：のどをかきむしるような仕草）がみられるときは異物による気道閉塞と考え，ただちに異物除去を試みる必要があります．吸気性喘鳴（ストライダー：stridor）が著明で，持続的な流涎，陥没呼吸などがみられるようなら，高度の上気道狭窄が考えられます（急性喉頭蓋炎など）．

気管支喘息

- 聴診では気道狭窄を示す高調性連続性ラ音（ウィーズ；wheeze：笛様音）が聴取され，時間や日により大きく変化します．呼吸音が減弱し wheeze も聴取されない場合はサイレントラング（silent lung）とよばれ，むしろ重症であることが多いです．また，視診

においては起座呼吸の姿勢を認めます．これは，呼吸換気量を増加させようとする生理的な行動であり，心不全時の起座呼吸とはみられる姿勢が異なります．

緊張性気胸（34ページ）

- 身体所見で診断すべきであり，胸部X線を待って治療が遅れるようなことがあってはなりません．呼吸・循環不全の存在と，視診での患側胸郭膨隆，頸静脈怒張，聴診の一側呼吸音の減弱・消失，触診での皮下気腫，頸部気管偏位，打診の鼓音などで判断します．

肺血栓塞栓症（36ページ）

- 突然の胸痛，呼吸困難，頻呼吸，頻脈，ショック，チアノーゼ．
- 肺梗塞となった場合は胸痛，血痰が強い．
- 聴診で頻脈，肺動脈弁第2音の亢進，分裂．
- 病歴に血栓性静脈炎，術後，産後，悪性腫瘍，うっ血性心不全などがある．

心不全

- 急激に発症することもあるが，労作時息切れ，発作性夜間呼吸困難症が先行することが多いです．急激な左心機能障害に伴う肺水腫のほかに，頻脈，起座呼吸，気管支喘息様の喘鳴，重症例では四肢冷感，不穏状態，血圧低下，ピンク状泡沫痰，チアノーゼを認めることがあります．
- 慢性心不全の急性増悪は症状の悪化から入院までにいくらかの時間経過があります．徐々に循環血液量は増加し，体重増加や四肢浮腫が顕著なことが多いです．
- 基礎疾患にも依存しますが左心不全に右心不全を合併することが多く，右心不全と低心拍出量による症状が前面に出る症例もあります．左心不全が有意の場合，著明な高血圧を合併することがあります．この場合は急激な血圧の上昇により心不全をきたしたというよりは，急性心不全の結果，血圧が上昇し，さらなる心不全の悪化という悪循環に陥った場合が一般的です．
- 消化器症状など右心不全症状が優位な場合は胸部X線上も肺うっ血を認めません．この場合は病歴や浮腫の有無，体重増加，心電図，X線上の心臓のサイズなどから心疾患の存在を疑います．

4　見逃してはいけない原因とそれを見抜く方法

- ほとんどの病態で，まず，気道確保や呼吸管理など適切な呼吸を保ったうえで，原疾患の診断，治療を進めることになりますが，緊張性気胸や気道閉塞では原因を解除せずに陽圧換気を行うと病態を悪化させるため，とくに注意を要します．
- 発症時の状況，増悪因子，胸痛などの随伴症状を注意して聞きます．呼吸困難が強い

と，本人からの病歴聴取は困難なため，家族，同伴者から情報聴取をします．

初期対応と治療

- 重篤な病態を示唆する身体所見に注意し，呼吸管理と同時に重篤な疾患の治療を開始します．意識混濁，会話困難，チアノーゼ，冷や汗，起座呼吸，努力様呼吸，奇異呼吸などは，重篤な病態のサインです．100％酸素投与，末梢静脈路の確保を行い，SpO_2，心電図のモニタリングをただちに開始し，血圧，脈拍数，呼吸数などのバイタルサインと動脈血ガス分析，胸部X線画像などの情報をできるだけ早く集めます．診断を急ぐとともに，適切な呼吸管理をただちに開始する必要があります．

①上気道狭窄・閉塞

- 突然の呼吸停止，発声・咳嗽困難，チアノーゼ，チョーキングサインがみられるときは異物による気道閉塞と考え，ただちに異物除去を試みる必要があります．喉頭鏡や気管支鏡を使って直視下の狭窄の評価と同時に気管挿管を試みるか，困難な例は躊躇せずに輪状甲状靱帯切開による気道確保を行います．意識障害による舌根沈下があれば，エアウェイの挿入，気管挿管などで気道を確保します．

②緊張性気胸

- 呼吸音の左右差，気管偏位，低血圧，頸静脈怒張がみられる場合は，前胸壁（第2，3肋間鎖骨中線）を18G以上の静脈留置針などで穿刺し，できるだけ早く脱気します．胸部X線画像による確認を待っていてはいけません．

③重症気管支喘息発作

- 重症気管支喘息発作がみられる場合は，アドレナリン皮下（あるいは筋肉内）注射，β刺激薬の吸入，ステロイド点滴静注，マグネシウム点滴静注のほか，呼気時の胸壁スクイージングによる換気補助も有効です．

④急性心不全

- 急性心不全の徴候がみられる場合は，完全な背臥位は避け，坐位やセミファウラー位をとらせます．適切な量の酸素を投与するが，CO_2ナルコーシスには注意を要します．血管拡張薬の適切な投与により起座呼吸から離脱できることが多いですが，必要により気管挿管を施行します．通常は心臓超音波検査により血行動態のモニターが可能ですが，超低心機能例ではスワン-ガンツカテーテルを留置します．利尿薬の効果が不十分な症例では体外濾過法または血液濾過法が有効なことがあります．心原性ショックではカテコラミン製剤や適応があれば大動脈内バルーンパンピング（intra aortic balloon pumping：IABP）や経皮的心肺補助装置（percutaneous cardiopulmonary support：PCPS）で循環維持を図りながら，機械的合併症に対する外科的治療や再灌流療法など修復可能な障害の処置を行います．

Column　ABCDをちょっと詳しく！　呼吸調節

- 脳神経の役割として，呼吸調節について述べる．呼吸の調節にかかわるのが，呼吸中枢，受容器（受容体），そして効果器（作動体：呼吸筋）である．
- 呼吸中枢は延髄に存在し，呼吸の基本的なリズムを調整している．また，大脳皮質や橋などの受容体からの情報を統合し，呼吸を調節する．

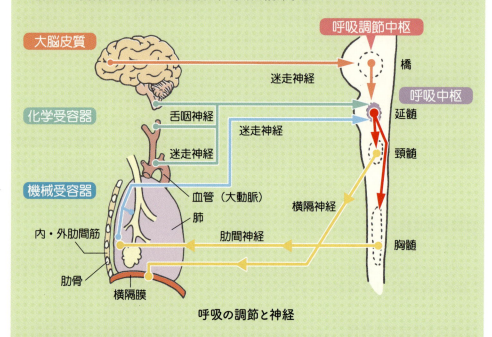

呼吸の調節と神経

1. 随意的呼吸と不随意的呼吸

- 呼吸筋の支配体制は二重になっている．大脳皮質は，意識的に呼吸の速さや深さを変えることができ，随意的に呼吸を司っている．一方，随意的な支配がなくなるとき，たとえば，睡眠時も，呼吸筋のリズミカルな収縮は持続している．これが不随意的呼吸である．このときは，呼吸の調節として，呼吸中枢，受容器（受容体），そして効果器（作動体：呼吸筋）がかかわっている．

2. 受容器（受容体）

①末梢性化学受容器〔末梢性化学受容器は酸素分圧をモニターする〕
- 末梢性化学受容器は，大動脈小体と頸動脈小体にあり，動脈血中の酸素分圧をモニターしている．酸素分圧が低下した場合，大動脈小体の迷走神経と頸動脈小体の舌咽神経が延髄の呼吸中枢を刺激して換気を促進する．

②中枢性化学受容器〔中枢性化学受容器は二酸化炭素分圧をモニターする〕
- 中枢性化学受容器は延髄腹側表層に存在し，脳脊髄液の二酸化炭素分圧の上昇（pHの低下）すると，呼吸中枢を刺激して換気を促進する．血液中の二酸化炭素上昇が最大の呼吸中枢を刺激する要因である．つまり，日常生活において呼吸促進の刺激になっているのは，体内の二酸化炭素であり，末梢化学受容体が刺激されるときは，

生命が脅かされるほどの高度に酸素分圧が低下したときに呼吸を促進させる．

③機械受容器（伸展受容器）
- 機械受容器は呼吸筋，気道，肺などにある．肋間筋には筋紡錘が多く，そのため，肋間筋は筋肉の収縮，弛緩を敏感に感じることができる．また，気道，肺には，肺伸展受容器があり，これは，肺の膨張を感知すると迷走神経を介して吸息を抑制し，次に呼息に切り替わる．これをヘーリングーブロイヤー反射（Hering-Breuer reflex）という．ほかの受容器として，イリタント受容器，C線維末端などがある．

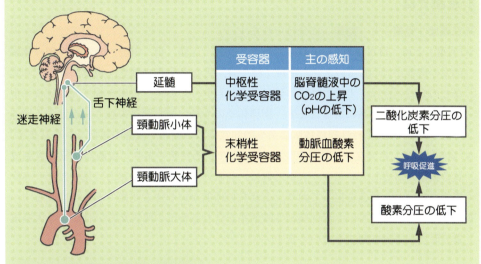

中枢化学受容器と末梢化学受容器
[http://plaza.umin.ac.jp/~histsite/kokyutyousetu.pdf#search= を参考に作成]

3. 効果器（作動体：呼吸筋）
- 呼吸中枢からの指令は，横隔神経・肋間神経を介して横隔膜と肋間筋に伝えられ，呼吸が行われる．吸気時に使用される呼吸筋のうち70〜80％は横隔膜が担っている．

E 意識障害の原因と観察

1 意識障害とは

意識とは

- 意識は「覚醒」と「認知」に分けられます．
- 「覚醒」とは，目が覚めている状態であり，脳幹（延髄，橋，中脳）の上行性網様体賦活系の機能が対応しています．手足，眼や耳，舌などからの触覚，視覚，聴覚，味覚などの知覚刺激は，上行性網様体賦活系を伝わり，その後，視床を経て大脳皮質や視床下部，大脳辺縁系に送られます．網様体そのものに知覚刺激の強さを調節する機能はありませんが，上行性網様体賦活系への知覚刺激の強弱が覚醒の維持を左右します．
- 「認知」とは，自分自身と周囲の環境を認識している状態であり，広範な両側の大脳皮質の機能が対応しています．大脳皮質は，判断力，計算力，記銘力，見当識など高次機能と呼ばれる働きを担っており，これらの機能がいわゆる認知であるといえます．
- 以上から，意識障害は上行性網様体賦活系を含む脳幹部の障害あるいは広範な大脳皮質の障害によって起こるといえます．

意識障害と失神

- 意識を失っている患者を発見しました．その人は本当に意識障害でしょうか？ 実は，意識を失っている状態には，「意識障害」と「失神」があります．
- 失神とは一過性の意識消失の結果，姿勢が保持できなくなり，かつ自然に，また完全に意識の回復がみられることであり，病態的には脳血流の低下による一過性の意識障害です．つまり，意識消失してからの覚醒後に，数秒〜数十秒間のような短時間でもとの意識状態に戻る場合は「失神」である可能性が高く，覚醒後も意識障害が遷延する場合は「意識障害」の可能性が高くなります．実は，この「意識障害」と「失神」を混同せず，意識を失っている患者がいずれであるかを鑑別することが重要です．なぜなら両者は，その後の急変対応や検査，治療がまったく異なるからです．
- 意識を失っている患者を発見したら，意識障害の原因を鑑別する前に，「意識障害」か「失神」かを鑑別する必要があります．

2 意識障害の原因

- 意識障害をきたす疾患病態には，脳自体の障害である1次性脳障害と，脳以外の病変により脳血流や脳代謝の異常をきたし脳幹や大脳の機能低下によって生じる2次性脳障害があります（表1）．

表1 意識障害の原因

分類	原因
1次性脳障害	①脳の特定部位が機能障害：頭部外傷，脳出血，脳梗塞，脳腫瘍など ②脳全体の浮腫や機能異常：脳炎や髄膜炎などの中枢性感染症，てんかんなど
2次性脳障害	ショックなどの循環障害，低酸素血症，代謝・内分泌異常，電解質異常，薬物，体温異常，感染など

1次性脳障害

- 頭部外傷や脳出血，脳腫瘍など，脳の特定部位が機能障害を生じる結果として意識障害が起こる場合と，脳炎や髄膜炎などの中枢性感染症やてんかんなど，脳全体の浮腫や機能異常を原因とする場合があります．
- どちらも重篤な状態の場合は頭蓋内圧が亢進し，意識障害に加えて，後述の脳ヘルニア徴候が認められることが多いです（87ページ）．この脳ヘルニア徴候は「D」の異常の中では，もっとも緊急性が高い状態であり，即時蘇生が必要となります．

2次性脳障害

- 原因としてはショックなどの循環障害，低酸素血症，薬物，体温異常，代謝・内分泌異常，感染などがあります．基礎疾患［糖尿病，肝硬変，腎不全，播種性血管内凝固症候群（DIC）など］を有する場合，2次性の意識障害をきたすことが多いです．

3 各原因の病態解説

1次性脳障害

1）脳血管障害

- 脳血管障害（脳出血，くも膜下出血，脳梗塞など）による神経細胞障害は時間経過とともに進行し，治療に時間制約があるため，早期発見と鑑別が重要です．
- 高血圧，糖尿病などを起因とする動脈硬化病変や心房細動などの危険因子を有している人では発症リスクが高くなります．
- 頭痛，嘔吐，四肢や顔面の片麻痺，構音障害，視力障害などの随伴症状を伴うことが多いです．

①脳出血
- 脳実質内の出血のことであり，原因としては，高血圧が大部分を占めます．脳内血腫の圧迫による局所神経症状および頭蓋内圧亢進症状（頭痛，嘔吐など）を示し，血腫の部位，大きさによってさまざまな程度の頭痛，意識障害，脳局所症状がみられます．

- もっとも多いのは被殻出血であり，予後不良なのは脳幹出血（多くが橋出血）と視床出血です（出血量の少ない視床出血の場合，予後はわるくない）（図1）.

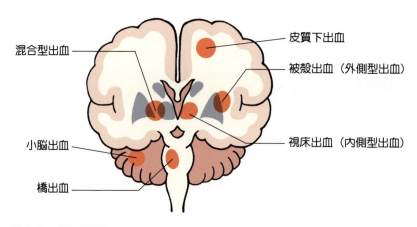

図1 脳出血の好発部位
［小宮桂治：よくわかる脳の障害とケア，p.39，南江堂，2013より一部改変］

②脳梗塞
- 脳動脈の狭窄や閉塞により虚血が起こり，脳組織が壊死する疾患です．障害部位によりさまざまな局所神経症状をきたします．片麻痺，感覚障害，構音障害，失語，失認などの皮質障害や意識障害がみられます．
- 脳梗塞には，アテローム血栓性脳梗塞，心原性脳塞栓症，ラクナ梗塞があります．

2）頭部外傷

①急性硬膜下血腫
- 頭部外傷などにより硬膜下腔に出血が起こります．主に脳表動脈が破綻して起こり（65%），ほかに架橋静脈の断裂，脳内血腫の脳表への波及などが原因となります．
- 硬膜－くも膜間の結合は弱く，血腫が広がりやすいです．
- 脳挫傷を伴うことが多く，受傷直後より意識障害がみられます．頭痛の性状に特有なものはありません．

②硬膜外血腫
- 主として頭部外傷による頭蓋骨骨折によって，頭蓋骨と硬膜の間に血腫が発生するものです．主に出血源は硬膜に存在する中硬膜動脈，または静脈洞です．
- 症状は頭痛，嘔吐，意識障害，片麻痺などです．硬膜外血腫は，中等度頭部外傷の後，数時間以内に発生し，頭痛の性状に特有なものはありません．

3）脳腫瘍

- 脳腫瘍とは，頭蓋内に発生した新生物の総称であり，脳実質だけでなく，髄膜，下垂体，脳神経など頭蓋内に存在するあらゆる組織から発生します．頭蓋内組織や胎生期の遺存組織から発生した原発性脳腫瘍と，他臓器の悪性新生物が脳に転移した転移性

脳腫瘍に大別されます.
- 腫瘍の発生部位に応じた症状が出現します．症状は，頭蓋内圧亢進症状と，腫瘍が存在する部位に応じたさまざまな脳局所症に分けられます．3人に1人はてんかん発作をきたすため，けいれんをみることが多くあります.

4）脳ヘルニア

- 脳ヘルニアは，硬膜で仕切られた脳が腫瘍や血腫などの占拠性病変や，広範囲な脳梗塞に伴う脳浮腫などで頭蓋内圧が急激に亢進し，<u>脳組織の一部が小脳テントや大後頭孔の隙間を通って外側に脱出する病態</u>をいいます（図2）.
- 脱出した脳組織が，生命維持の役割を担う脳幹を圧迫し，意識・呼吸の障害が進行して死にいたります．重症化すると，治療を行っても救命の可能性は低くなります.
- 意識障害をきたす頭蓋内病態において，<u>脳ヘルニアは生命の危険に直結</u>し，もっとも緊急度・重症度が高いといえます．よって，脳ヘルニアに伴う症状を観察し，早期発見することが重要です（87ページ）.

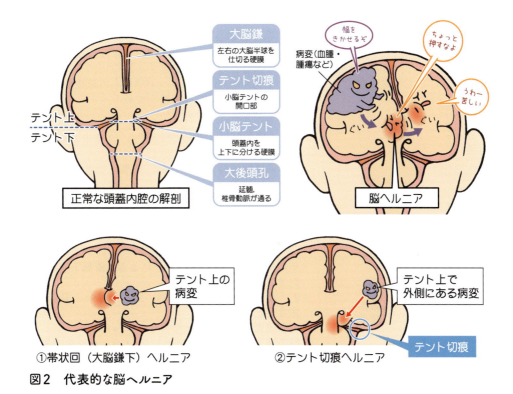

図2　代表的な脳ヘルニア

5）中枢神経系感染症

- 髄膜炎，脳炎・脳症などでは認知障害から昏睡にいたるまで，あらゆる意識障害を起こし得ます.
- 発熱，頭痛，けいれん，項部硬直などを伴うことが多いとされます.

①髄膜炎

- 髄膜炎とは，くも膜，軟膜およびその両者に囲まれているくも膜下腔に炎症が起きたものです．適切な早期治療が生命維持にとって重要であり，救急治療を要します．
- 髄膜炎は大まかに表2のように分類することができます．
- <u>①発熱，②意識障害，③項部硬直が髄膜炎の古典的3徴です．</u>
- 髄膜炎の所見を呈しているにもかかわらず，髄液の菌培養で原因菌が特定できないものを無菌性髄膜炎といいます．

表2 髄膜炎の分類

原因	経過	分類	
感染性	急性	細菌性髄膜炎	・1週間以内の経過で急激に症状が出現 ・発熱，頭痛，嘔吐，意識障害などを呈し，項部硬直，ケルニッヒ徴候などがみられる ・髄液検査で圧・細胞数（好中球）・タンパクの上昇，糖の低下がみられる ・細菌性髄膜炎による頭痛は慢性化する可能性があるとされている ・意識障害やけいれんを伴うことがある
		ウイルス性髄膜炎	・主に小児に好発し，小児ではエンテロウイルス，成人ではヘルペスウイルス群があげられる ・発熱，頭痛から急性に発症する ・髄液所見では，圧上昇，リンパ球中心の細胞数増加，タンパク増加はいずれも軽度である． ・意識清明なことが多い
	亜急性～慢性	結核性髄膜炎	・1～6歳の幼児，成人に好発する（1歳未満には少ない） ・2～4週間の経過で，発熱，頭痛，嘔吐，意識障害などが出現 ・項部硬直，ケルニッヒ徴候がみられる ・脳神経麻痺の所見がみられる ・髄液検査で圧・細胞数（好中球）・タンパクの上昇，糖・Clの低下がみられる
		真菌性髄膜炎	・免疫抑制薬使用，AIDSなどによる免疫低下者に好発する ・2～4週間の経過で，発熱，頭痛，嘔吐，意識障害などが出現 ・項部硬直，ケルニッヒ徴候などがみられる ・髄液検査で圧・細胞数（好中球）・タンパクの上昇，糖の低下がみられる
非感染性	亜急性～慢性	がん性髄膜炎	・がん細胞が髄液の中に広がることによって起こる ・がん細胞が脳と脊髄の表面に広範に広がって増殖
		膠原病性髄膜炎	・膠原病によって起こる
		薬剤性髄膜炎	・薬剤，造影剤使用によって起こる

6）てんかん

- てんかんとは，大脳皮質神経細胞の過剰興奮によって起こります．
- 代表的な症状はけいれんで，身体の一部分に起こる部分発作から全身強直間代性けいれんまでさまざまです．そのほかの症状に突然の意識消失（欠神発作）・脱力（脱力発作）などがあります．
- けいれん重積では，迅速な抗けいれん薬の投与，気道・呼吸・循環の管理が必要となることがあります．

2次性脳障害

1）臓器疾患・代謝性脳症

- 心疾患（心筋梗塞，心不全，不整脈など），肺疾患（肺炎，慢性呼吸器疾患など），肝疾患（肝硬変，肝がんなど），腎疾患（腎不全など）などの基礎疾患が増悪することによって，ショック，低酸素血症，高二酸化炭素血症，高アンモニア血症，高尿酸血症などを起こし，意識障害を引き起こします．

2）電解質異常

- ナトリウム（Na），カルシウム（Ca），マグネシウム（Mg）などの過剰や欠乏によって意識障害が起こります．
- 原因となる疾患（腎疾患など）があれば，電解質補正に並行して原因疾患の治療を行います．

3）糖代謝異常

- 原因として低血糖，糖尿病性ケトアシドーシス，非ケトン性高浸透圧昏睡，乳酸血症性アシドーシスなどがあります．
- 低血糖状態であれば，ブドウ糖の経口摂取，または50％グルコース40mLの静脈内投与を行います．

4）中毒性疾患

- 原因としてアルコール，抗精神病薬，睡眠薬，抗てんかん薬，麻薬，農薬，重金属などがあります．アルコール多飲者では，ビタミンB_1欠乏によるウェルニッケ（Wernicke）脳症によって，意識障害をきたすこともあります．
- 中毒による意識障害の場合は，詳細に病歴を確認することが重要です．

5）そのほか

- 原因として体温異常などがあります．

4　観察点　〜全身観察と既往歴からの原因検索〜

意識障害の初期診療

1）ABCDアプローチ

- すべての急変患者にABCDアプローチを行いますが，意識は「D」であり，その前にある「ABC（気道・呼吸・循環）」が優先されます．つまり，意識障害をみたとき，意識障害を引き起こすようなABCの異常（気道閉塞は低酸素，ショックなど）が存在することによって，意識障害「D」の異常が起こっているのではないかと常に考える必要があります．
- ABCへの対応が終わっても意識障害が改善されなければ，そのほかの原因を検索します．

> **重要**
>
> - 意識レベルを評価する大前提は，ABCが安定していることです．ABCが不安定ならば，2次性脳障害を引き起こします．つまりABCが不安定であることが意識障害の原因となり得るため，ABCの安定化が最優先されます．

意識レベルの評価

- 意識障害の有無，程度，経時的変化を客観的に評価することが重要です．そのため誰でも把握できる指標が必要であり，Japan Coma Scale（JCS）（**表3**），Glasgow Coma Scale（GCS）（**表4**）が汎用されています．
- JCSは覚醒の程度によってⅠ桁，Ⅱ桁，Ⅲ桁の3段階に大きく分け，それをさらに3段階に分けています．GCSは開眼機能（E），言語機能（V），運動機能（M）の3要素に分けて意識状態を指標化し，合計点数により評価します．M3の除皮質硬直は大脳皮質の広範な障害により上肢は強く屈曲，下肢は強く伸展します．M2の除脳硬直は中脳，橋上部の両側性障害により，上肢，下肢ともに強く伸展します．重症度を判定するには，合計点のみならず，E，V，Mそれぞれの内訳をみることも重要です．
- JCSは簡便ですが，意識レベルの判定に評価者間のばらつきがあります．一方，GCSは評価者間の一致率は高いものの，複雑であるため評価に時間を要します．近年，JCSにGCSの要素を取り入れたEmergency Coma Scale（ECS）（**表5**）も用いられるようになっています．

表3　JCS（Japan Coma Scale）

反応	評点
意識清明	0
（Ⅰ）刺激しないでも覚醒している	
ほぼ意識は清明であるが，ややぼんやりとしている	1
見当識障害（時・場所・人）がある	2
名前・生年月日がいえない	3
（Ⅱ）刺激で覚醒する	
普通の呼びかけて容易に開眼する	10
大声または体をゆさぶることで開眼する	20
痛み刺激を加えつつ，呼びかけを繰り返すと，かろうじて開眼する	30
（Ⅲ）痛み刺激を加えても覚醒しない	
痛み刺激を払いのけるような動作をする	100
痛み刺激で少し手足を動かしたり顔をしかめる	200
痛み刺激に反応しない	300

（R）Restlessness（不穏状態）
（Ⅰ）Icotinence（失禁）
（A）Akinetic mutism（無動性無言），Apallic Statre（失外套症候群）
例：意識障害に不穏状態を伴う場合はJCS20-Rのように表す．

表4　GCS（Glasgow Coma Scale）

	反応	評点
開眼（E）	自発的に開眼する	4
	呼びかけにより開眼	3
	痛み刺激により開眼する	2
	まったく開眼しない	1
言語（V）	見当識あり	5
	混乱した会話（会話はできるが混乱している）	4
	不適切な言葉（言葉は発するが会話にならない）	3
	理解不明の音声（言葉にならない音のみ）	2
	まったくなし	1
運動（M）	命令に従う	6
	疼痛・刺激に対し払いのける	5
	疼痛・刺激に対し逃避する	4
	異常屈曲（除皮質硬直）	3
	伸展する（除脳硬直）	2
	まったくなし	1

表5　ECS（Emergency Coma Scale）

反　応	評　点
（Ⅰ）覚醒がみられる （自発的発語，開眼あるいは適切な動作が可能かどうかを観察する）	
見当識がみられている	1
発語がない，または見当識がみられない	2
（Ⅱ）覚醒が可能である （刺激によって発語・開眼または命令に従うことが可能）	
呼びかけにて覚醒する	10
疼痛刺激にて覚醒する	20
（Ⅲ）覚醒がみられない （疼痛刺激しても発語・開眼および命令に従うことが不可能であり，運動反応のみ見られる）	
疼痛がある部位に四肢を動かす，払いのけ動作がみられる	100L
顔をしかめる，あるいは脇を開いた状態で引っ込める	100W
脇を閉めた状態で屈曲する	200F
伸展がみられる	200E
まったく動きがみられない	300

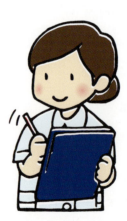

経時的変化を
客観的に評価する
ことが重要

全身観察と原因検索

- 意識障害の原因は多様であり，その原因となる病態によって緊急度・重症度も異なります．よって，患者急変の場面では，ABCDとバイタルサインの安定化を図りつつ，全身観察とフィジカルアセスメントによって意識障害の原因となる病態の予測を行う必要があります．
- 意識障害患者本人からの病歴聴取は原則的に不可能ですが，全身観察によってさまざまな病態が予測できます（表6）．よって，意識障害を呈する急変に遭遇した場合，頭部から足先まで系統的にフィジカルアセスメントを行い，発生する症状や徴候によって病態を予測する必要があります．また，既往歴を確認し，意識障害の原因検索に役立てます（表7）．

表6 全身の観察と予測すべき病態

観察部位	症状・徴候	予測すべき病態	検査
頭部	創傷・打撲痕	頭部外傷	頭部CT
	手術創	症候性てんかん	病歴，頭部CT
顔面・頸部	項部硬直	くも膜下出血，髄膜炎	頭部CT，髄液検査
	頸静脈怒張	心不全，心タンポナーデ，緊張性気胸	心超音波検査
	発汗	低血糖，有機リン中毒	血液検査
眼球・瞳孔	縮瞳	橋出血，視床出血，有機リン中毒	頭部CT，血液検査
	散瞳	脳ヘルニア，薬物中毒，交感神経興奮	頭部CT
	結膜黄染	肝不全，胆道系炎症	腹部超音波検査，腹部CT，肝機能検査
	眼振	脳血管障害（脳幹，小脳）	頭部CT
	共同偏視	脳血管障害，けいれん	頭部CT，脳波
胸部	呼吸音異常	呼吸不全，CO_2ナルコーシス	動脈血ガス分析，胸部CT
	過換気	過換気症候群，喘息発作	病歴，動脈血ガス分析
	胸背部痛	大動脈解離	超音波検査，造影CT
腹部	臍周囲静脈怒張，腹水貯留	肝不全，肝性昏睡	腹部CT
四肢	振戦	パーキンソン症候群，アルコール離脱	頭部CT
	片麻痺	脳血管障害	頭部CT
	注射痕	覚醒剤中毒	尿検査（トライエージ*）
全身	高体温	熱中症，脳炎，髄膜炎	頭部CT，血液検査
	低体温	偶発性低体温，内分泌異常	心電図，血液検査

*尿検体に存在する薬物（8種類）を検出し，中毒の原因となっている薬物を判別する尿検査のこと

表7 既往歴から予測される意識障害の原因疾患

既往歴	予測される疾患
高血圧	脳血管障害，心血管障害
心疾患	不整脈，心筋梗塞，心原性ショック，心原性脳塞栓，肺塞栓
神経疾患	てんかん
呼吸器疾患	CO_2ナルコーシス，低酸素血症，高二酸化炭素血症
肝疾患	肝性脳症，吐血による出血性ショック
腎疾患	尿毒症，電解質異常
糖尿病	低血糖，糖尿病性ケトアシドーシス，高浸透圧性昏睡，脳血管障害
内分泌疾患	甲状腺クリーゼ，副腎不全
感染症	髄膜炎・脳炎，敗血症
外傷	硬膜下血腫，硬膜外血腫，脳挫傷，外傷性くも膜下出血
悪性腫瘍	転移性脳腫瘍，てんかん発作
アルコール依存	ウェルニッケ脳症，慢性硬膜下血腫，離脱症状
精神疾患	ヒステリー，薬物中毒，悪性症候群

1) 緊急性の高い疾患かどうかの観察

①瞳孔所見・眼症状

● 全身観察では，まずは頭蓋内の異常で緊急度・重症度が高い脳ヘルニアや脳出血の有無を調べます．その判別には，瞳孔所見（**表8**）と眼症状（**表9**）が有用です．

表8 瞳孔所見

所見	瞳孔	疑われる障害
	正常径 2.5〜4mm	
縮小	縮瞳 2mm以下	・橋出血の疑い ・両側ともに縮瞳がある場合，視床・視床下部，脳幹，延髄，大脳皮質の障害が疑われる
散大	散瞳 5mm以上	・けいれん発作時や動眼神経麻痺時に出現する場合もある ・両側共に散瞳している場合は重篤
	瞳孔不同（アニソコリア）瞳孔の大きさに0.5mm以上の左右差がある	・脳ヘルニアの疑い

表9　眼症状

出血部位	眼症状		全身所見
被殻出血（右被殻出血の場合）	眼位	病側への共同偏視	・対側の片麻痺 ・対側の感覚障害 　など
	眼瞼	正常	
	瞳孔	正常	
	その他	対側同名反半盲	
視床出血	眼位	内下方への偏位	・対側の片麻痺 ・対側の感覚障害 ・視床症候群
	眼瞼	正常	
	瞳孔	両側の縮瞳（時に左右不同）	
	その他	対光反射減弱または消失	
橋出血	眼位	正中で固定	・四肢麻痺 ・強い意識障害 ・呼吸障害
	眼瞼	正常	
	瞳孔	両側の縮瞳	
	その他	対光反射あり，眼球浮き運動	
小脳出血（右小脳出血の場合）	眼位	健側への共同偏視	・歩行障害 ・眩暈 ・激しい頭痛 ・嘔気，嘔吐
	眼瞼	正常	
	瞳孔	両側の縮瞳（時に左右不同）	
	その他	対光反射あり	

- 脳ヘルニアの初期症状は意識障害と瞳孔の異常です．一般的には，脳に障害のある側の瞳孔が散大し（瞳孔不同），対光反射が消失します．
- 脳出血では，出血部位によって眼症状に違いがあります．

2）緊急性が高い疾患を除外した後の観察

- 緊急性が高い疾患を除外したら，そのほかの部位を頭部から順に観察していきます．頭部外傷や，麻痺がないかのフィジカルアセスメントが重要です．

①代表的な身体診察

- 意識障害を呈する病態の1つに脳卒中があります．脳卒中による錐体外路障害が原因の神経脱落徴候に片麻痺があります．片麻痺を検出する方法にバレー試験とドロッピングテストがあります．

▍バレー試験（上肢）

- 患者が立位または坐位がとれ，従命可能な場合はバレー試験を行います（図3）．両腕の手のひらを上にして，両上肢を前方に水平に挙上させ，閉眼させてそのままの位置を保つように指示します．麻痺側の上肢は回内しながら下降します．

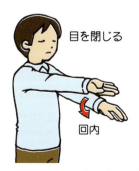

図3　バレー試験（上肢）

ドロッピングテスト

- 立位または坐位が不可能であり，従命不可能な場合は，ドロッピングテストによって片麻痺の有無を検査します．上肢の場合，検者が患者の両上肢を引っぱり上げるようにして持ち上げて離します．麻痺側の上肢は健側よりすみやかに落下します（図4）．下肢の場合，患者の膝の下に検者の手を入れて支え，下腿を持ち上げて落下させます．麻痺側の下腿は健側よりすみやかに落下します（図5）．

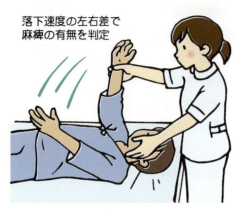

図4 ドロッピングテスト（上肢）

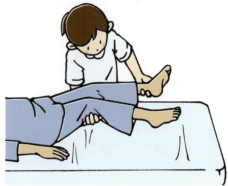

図5 ドロッピングテスト（下肢）

> **ワンポイント**
>
> #### 意識障害の鑑別：AIUEOTIPS
>
> - 意識障害の原因は多数あります．AIUEO（アイウエオ）TIPS（チップス）と覚えて意識障害の鑑別（原因となっている疾患や病態を特定すること）に活用しましょう．
>
> | 項　目 | 意識障害の原因 |
> |---|---|
> | A | Alcohol（アルコール） |
> | I | Insulin（インスリン：低血糖，高血糖） |
> | U | Uremia（尿毒症） |
> | E | Encephalopathy（脳症），Endocrinopathy（内分泌疾患），Electrolytes（電解質異常） |
> | O | Oxygen（低酸素血症），Opiate（薬物中毒） |
> | T | Trauma（頭部外傷），Temperature（高・低体温） |
> | I | Infection（感染症：髄膜炎，脳炎，敗血症） |
> | P | Psychiatric（精神疾患），Porphyria（ポルフィリア） |
> | S | Stroke（脳血管疾患），SAH（くも膜下出血），Seizure（けいれん），Shock（ショック） |

- 意識障害は脳の重篤な機能障害を意味し，生命が危険にさらされている場合が多くあります．頭蓋内圧亢進，脳ヘルニアの有無を判断するためにも，意識レベル，瞳孔所見を経時的に観察する必要があります．

5 見逃してはいけない原因

脳ヘルニア

- 前述のように，脳ヘルニアは生命の危険に直結し，意識障害をきたす頭蓋内病態においてもっとも緊急度・重症度が高いといえます．よって，以下に示す脳ヘルニア徴候を見逃さず，発見すれば即時治療を行う必要があります．

> **ワンポイント**
>
> 脳ヘルニア徴候（以下のいずれかを認める場合は、脳ヘルニアが疑われる）
> - GCS合計8点以下，またはJCS 30以上
> - GCS合計で2点以上の急激な低下
> - 傾眠以上の意識障害で，かつ瞳孔不同（アニソコリア）（表8），片麻痺，クッシング（Cushing）徴候を合併

1) 瞳孔不同（アニソコリア）

- 瞳孔の散大は，病巣側のテント切痕部に押し出されてきた脳の一部（海馬）が，テント切痕直下を走る後大脳大動脈を圧排し，この動脈と交差している動眼神経も引き絞られます．瞳孔収縮を司る動眼神経が麻痺することにより，病巣側の瞳孔だけに瞳孔散大が起こり，瞳孔不同が生じます．

2) クッシング（Cushing）徴候

- 急激な頭蓋内圧亢進により，血圧上昇と徐脈がみられることをいいます．なんらかの原因で頭蓋内圧が上昇すると脳血管が圧迫され，脳血流量が減少します．そこで脳血流量を確保するために頭蓋内圧に打ち勝とうとして，交感神経の興奮によって全身の血圧が上昇します．さらに副交感神経が，興奮した交感神経とバランスを保つために興奮することで脈拍数が減少します．

3）その他の徴候

● この脳ヘルニア徴候に加え，異常な呼吸パターン（図6）や高熱（39〜41℃），片麻痺や失語症，共同偏視（表9）や視野障害などの神経学的な左右差，除皮質硬直や除脳硬直（図7），項部硬直など特徴的な神経学的徴候，意識障害を伴う頭痛や嘔吐など頭蓋内圧亢進症状を有する場合には，脳ヘルニアを強く疑う必要があります（表10）．

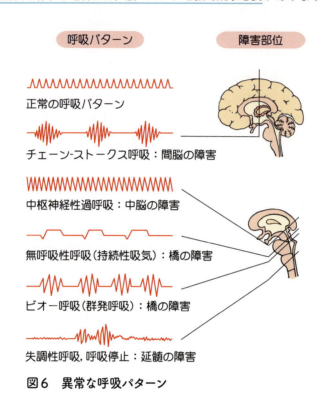

図6　異常な呼吸パターン

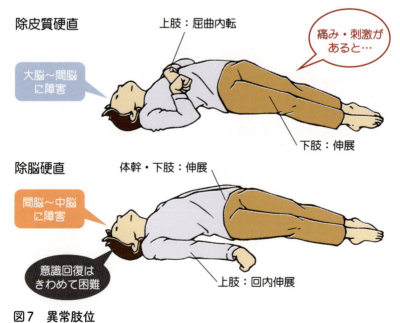

図7　異常肢位

表10 脳ヘルニア症状

バイタルサイン	変化
血圧	上昇，脈圧増大 ← クッシング現象
脈拍	徐脈
呼吸	脳幹の障害により，チェーン-ストークス呼吸，中枢性過呼吸，失調性呼吸
体温	視床下部の体温調節中枢障害により，中枢性過高熱（39～41℃）

症状	変化
運動	片麻痺
異常姿勢	除皮質硬直・除脳硬直
瞳孔/対光反射	瞳孔不同（病変側の散瞳），対光反射消失 ◆非代償期には，両側瞳孔散大となる
意識	JCS 30-300，GCS 8点以下

低血糖

- 意識障害を認めれば，いかなる原因が考えられても，まず簡易血糖測定器で血糖値を測定し，低血糖による意識障害であるかを確認するべきだといえます．その理由は，治療のタイミングを逃して低血糖が遷延すると，不可逆的な脳障害（低血糖脳症）を引き起こすだけでなく，場合によっては心肺停止にいたることもある危険な病態であるからです．そして，血糖値の補正によって迅速な治療が可能であることもポイントです．

- 血糖値が60mg/dL以下ならすみやかに血糖値の補正を開始します．血糖値が60～80mg/dLの場合でも，症状や徴候，既往などから意識障害の原因が低血糖と考えられれば，同様に血糖値の補正を行います．

> **ワンポイント**
>
> ### ①病　歴
> - 既往歴：既往歴に糖尿病がある場合，血糖異常による意識障害を考慮します．
> - 薬歴：処方箋や薬手帳，薬包などに糖尿病薬があるかを確認します．また，最終摂取時間と血糖降下薬使用のタイミングも重要です．
>
> ### ②症状と徴候（下図）
> - 交感神経刺激症状（<u>冷汗，動悸・頻脈，四肢の振戦</u>など）
> - 中枢神経症状（頭痛，集中力低下，視力低下，人格変化，<u>けいれん，昏睡</u>など）
>
> ### ③治　療
> - 経口摂取可能であれば，ブドウ糖10gの経口摂取を行います．
> - 経口摂取が不可能であれば，<u>50％グルコース40mLの静脈内投与</u>を行います．
>
>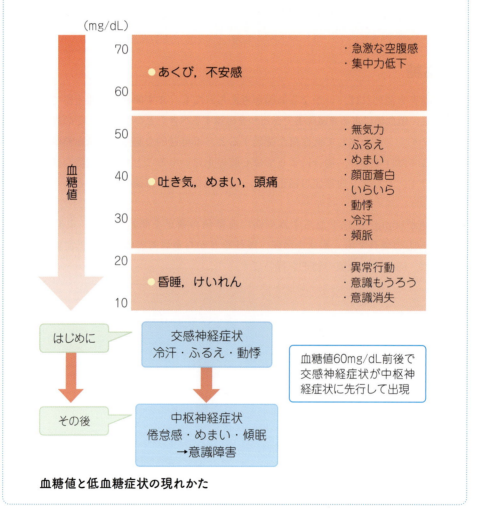
>
> 血糖値と低血糖症状の現れかた

F 腹痛の原因と観察

1 腹痛の原因

- 図1に示すように腹部には多種多様な臓器が存在しています．ですから「腹痛」を訴える疾患は実にさまざまです．心筋梗塞の症状として「腹痛」を訴えることもあれば，糖尿病性ケトアシドーシスでも「腹痛」を訴えます．うつ病や不安症などでも「腹痛」を訴えますし，筋肉痛でも「腹痛」を訴えることがあります．
- まずは<u>「腹痛」＝「腹腔内の異常」ではないこと</u>を覚えておきましょう．表1に示す以外にも，「腹痛」を訴える疾患があること，また，腹腔内に疾患があっても，「腹痛」を訴えずにほかの症状を訴えることもあります．

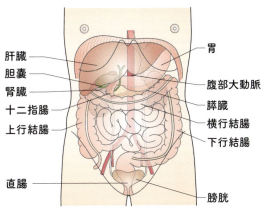

図1 腹部の臓器

表1 腹痛の原因疾患と緊急度

原因部位		緊急度 高	緊急度 低
胸部	心臓	心筋梗塞・狭心症	心筋炎，心外膜炎
	肺・胸腔	肺梗塞・緊張性気胸	肺炎，胸膜炎，悪性腫瘍
	縦隔	大動脈解離・大動脈瘤破裂・特発性食道破裂	逆流性食道炎
腹部	消化管	胃・十二指腸潰瘍（穿孔・出血），マロリーワイス症候群，絞扼性イレウス，小腸穿孔，大腸穿孔，悪性腫瘍穿孔，上腸間膜動脈閉塞症，非閉塞性腸管虚血，上腸間膜静脈血栓症，急性虫垂炎	胃・十二指腸潰瘍，閉塞性イレウス，急性胃粘膜症候群，急性胃拡張，胃アニサキス，急性腸炎，虚血性大腸炎，上腸間膜動脈解離，悪性腫瘍
	肝臓・胆嚢・膵臓・脾臓	急性胆嚢炎，急性胆管炎，急性膵炎，肝臓がん破裂，脾梗塞	胆嚢結石，総胆管結石発作，急性肝炎，慢性肝炎の増悪，肝膿瘍，肝嚢胞内出血，悪性腫瘍
	大血管	腹部大動脈解離，腹部大動脈瘤破裂	
	泌尿器	腎梗塞，腎盂腎炎	尿路結石
	婦人科	異所性妊娠（子宮外妊娠）	フィッツ−ヒュー−カーティス症候群
	そのほか		帯状疱疹，肋間神経痛，糖尿病性ケトアシドーシス

- 腹痛の原因を臓器別に系統的に考えていくことが必要となります．
- また，表2のように年齢や性別によって特有な疾患があります．
- しかし，急変対応のポイントとしては，「もっとも可能性の高い疾患」を疑うのではなく，「生命や機能に危険を及ぼす可能性のある状態」かどうかを判断することが重要となります．

表2 年齢・性別に特有な疾患

年齢・性別	疾患
高齢者	腹部大動脈瘤破裂，腸間膜動脈塞栓，大腸がん，ヘルニア，イレウス
妊娠可能な女性	異所性妊娠（子宮外妊娠），卵巣嚢腫，卵巣出血，骨盤内炎症性疾患
小児	胃腸炎，腸重積，幽門狭窄，先天性疾患，精巣捻転，便秘

2 各原因の病態解説

腹部大動脈瘤破裂

①病態
- 腹部大動脈瘤は，壁の脆弱化のために大動脈壁が異常に伸展し，壁の一部の全周，または限局的に拡張した瘤のことをいいます（図2）．通常は無症状であり，この瘤が破裂した状態を腹部大動脈瘤破裂といいます．

②特徴
- 動脈瘤の既往がある場合には，破裂の危険性を予測しておくことが重要です．
- 動脈硬化が疑われる初老期男女は腹部大動脈瘤の可能性があります．
- 破裂後は，ショックに陥ることが多いため，迅速な対応が必要です．
- 症状：ショック，腹痛・腰背部痛（激痛），嘔気，嘔吐．
- 検査：血液検査，超音波検査，胸・腹部X線像，造影CT．

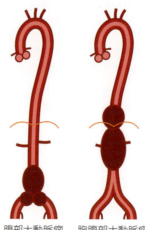

腹部大動脈瘤　胸腹部大動脈瘤

図2 大動脈瘤

- 治療：酸素吸入，モニター装着，大量輸液，必要時輸血，人工血管置換術．

絞扼性イレウス

①病　態
- さまざまな原因により，腸管内容の肛門側への通過が障害された状態をイレウス（腸閉塞）といいます（図3）．

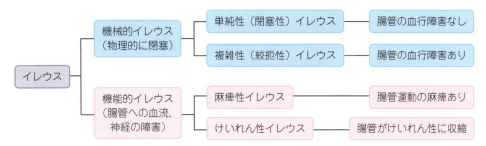

図3　イレウスの分類

②特　徴
- 突発性で持続性の腹痛，嘔吐，腹部膨満感，ショック．
- 身体所見：腹膜刺激症状（筋性防御・反跳痛）．
- 検査：血液検査，血液ガス分析，腹部X線像，造影CT．
- 腹部X線像：拡張した腸管のガス像，ニボー像（図4）が見られます．
- 治療：酸素吸入，モニター装着，大量輸液，緊急手術

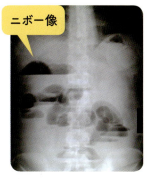

図4　ニボー像

上腸間膜動脈血栓症

①病　態
- 上腸間膜動脈血栓症は，上腸間膜動脈が血栓によって急性閉塞した状態で（図5），腸管壊死，腹膜炎，敗血症に陥ることがあり，死亡率が高く予後不良な疾患です．

②特　徴
- 好発：心房細動（af），弁膜症，虚血性心疾患の基礎疾患のある患者．
- 突然の強い腹痛，嘔気，嘔吐，腹部膨満感，初期には腹膜刺激症状は認めませんが，時間経過とともに腹膜刺激症状，麻痺性イレウス，ショックに陥ります．
- 検査：12誘導心電図，血液検査，血液ガス分析，腹部X線像，造影CT．
- 治療：酸素吸入，モニター装着，大量輸液，腹部血管造影（血栓溶解薬，血管拡張薬投与），緊急手術

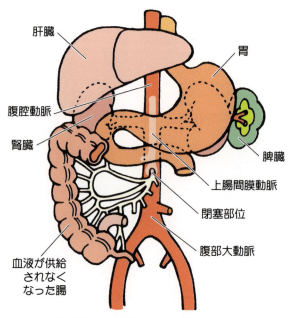

図5　上腸間膜動脈血栓症の病態

消化管穿孔

①病　態
- 消化管になんらかの原因で孔が開くことで，腸管内容が腹腔内にもれ，腹膜炎を引き起こします．

②特　徴
- 表3に消化管穿孔の特徴を示します．

表3　上部消化管穿孔と下部消化管穿孔の違い

項　目	上部消化管穿孔	下部消化管穿孔
好　発	若年〜中年	高齢者（自他覚症状乏しい）
原　因	胃・十二指腸潰瘍，胃がん	大腸がん，憩室炎，炎症性腸疾患
予　後	比較的良好	不良（早期に細菌性腹膜炎に陥る）
症　状	腹膜刺激症状，嘔気，嘔吐	腹膜刺激症状
遊離ガス（フリーエアー）	比較的多い	少ない
検　査	血液検査，胸腹部X線像（立位），CT	血液検査，腹部X線像，CT
治　療	保存的治療，腹腔鏡手術	原則開腹手術

重症急性膵炎

①病　態
- 膵臓内で活性化された膵酵素が膵臓および周囲の臓器を自己消化し，炎症性サイトカインが大量に誘導され，SIRS（全身性炎症反応症候群）が引き起こされ，敗血症，多臓器不全にいたります（図6）．

②特　徴
- 好発：中高年男性
- 症状：上腹部痛・背部痛，発熱，嘔気，嘔吐
- 身体所見：腹膜刺激症状，ショック，呼吸不全
- 検査：血液検査，血液ガス分析，血液培養，腹部超音波検査，腹部X線像，腹部造影CT

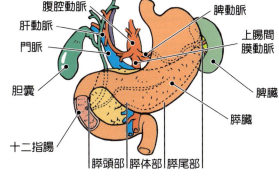

図6　膵臓とその周辺臓器

- 治療：敗血症性ショックに陥っている場合はその初期治療に準じます．酸素吸入，モニター装着，大量輸液（大量輸液については必要時，アルブミン製剤や輸血も考慮します．また，ノルアドレナリンの投与も考えておく必要があります．抗菌薬については，診断後1時間以内に投与します．

重症急性胆嚢炎

①病　態
- 胆嚢に急性の炎症を生じた病態で，90〜95％は胆嚢結石（胆石）により生じます．胆石が胆嚢頸部，胆嚢管に嵌頓し閉塞をきたすことにより，胆嚢内胆汁がうっ滞し，胆嚢粘膜の障害とそれに引き続き炎症性メディエーターが活性化され急性胆嚢炎を生じます．

②特　徴
- 好発：中高年以上，胆嚢結石の既往がある患者．
- 症状：右季肋部痛，発熱，嘔気，嘔吐．
- 身体所見：腹膜刺激症状，マーフィー徴候＊，黄疸（重症化），ショック，意識障害．
- 検査：血液検査，血液ガス分析，血液培養，腹部超音波検査，腹部X線像，腹部造影CT
- 治療：敗血症性ショックに陥っている場合はその初期治療に準じます．酸素吸入，モニター装着，大量輸液（大量輸液については必要時，アルブミン製剤や輸血も考慮します．また，ノルアドレナリンの投与も考えておく必要があります．抗菌薬については，診断後1時間以内に投与します．
- 外科的治療：胆嚢摘出術：腹腔鏡下胆嚢摘出術，胆嚢ドレナージ．

＊ マーフィー徴候：触診上，右季肋部下で肝縁の下を強く圧迫し，深呼吸を促す．深い吸気時に痛みのために呼吸が止まること．

3 観察点

- 第1印象やABCDの異常を認めなかったときには，問診と腹部の観察を進めていきます．腹部のフィジカルアセスメントでは，侵襲の少ない順番に行います（図7）．

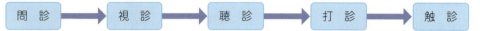

図7　アセスメントの順番

- 問診は，SAMPLE，OPQRSSTT法を用います（40ページ）．痛みの発症時間をはっきりといえる場合には血管性の痛み（腹部大動脈瘤破裂や腸間膜動脈閉塞症など）の場合が考えられます．
- 視診では，主に腹部の膨隆はないか，皮下出血など認めないか，黄疸はないかを見ていきます．
- 聴診では腸蠕動音の状態を確認します．通常は5〜15秒に1回蠕動音が聴取できます．亢進しているのか消失しているのか，蠕動音の正常はどうかを確認します．
- 腹部を打診，触診するときには，患者に背臥位になってもらい両膝を曲げた体勢をとってもらいます．この体勢をとることで腹壁の緊張を取り除くことができます．そして，右手の第2〜4指の末節掌面を用いて腹部を触診していきます．疼痛を訴えている部位は最後に診察します．
- 臍を中心として4分割に分けて診察する方法や鼠径靱帯を通る2本の垂直線，左右の第10肋軟骨下縁および左右の上前腸骨棘をそれぞれ結ぶ上下2本の水平線により9区画に分ける方法があります（図8）．痛みがある部位，腸蠕動音の状態を診察していきます．

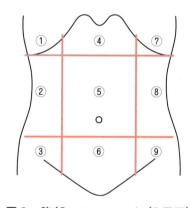

図8　腹部のアセスメント（9区画）

4 見逃してはいけない原因とそれを見抜く方法

腹痛を訴える患者に対して見逃してはいけない原因

①腹部大動脈瘤破裂，急性大動脈解離
②消化管穿孔
③絞扼性イレウス
④上腸間膜動脈血栓症
⑤重症急性膵炎，重症急性胆嚢炎
⑥急性心筋梗塞（ACS）

- ①〜⑤は外科的治療がただちに必要となる疾患です．いずれも循環血液量減少性ショックや，敗血症性ショックに陥り，診断・治療の遅れで死にいたる可能性の高い疾患です．
- また，⑥急性心筋梗塞は「胸痛」の項目でも述べられていますが，<u>「上腹部痛」として訴えることがあります</u>．急性心筋梗塞もまた，診断・治療の遅れが死につながる疾患の1つです．
- これら以外にも異所性妊娠や子宮破裂なども治療の遅れが命にかかわる状態となることがあります．

もっとも緊急度が高い原因	→	血管が破れる
次に緊急度が高い原因	→	血管が詰まる
その次に緊急度が高い	→	管腔が破れる
その他の要因：管腔が詰まる / 炎症 / 感染		

腹痛を見抜く方法

〈実践1〉まずは第1印象で緊急度を判断しよう！

- ABCDを意識して観察をしていきます．
- 「第1印象」は，患者さんに声をかける前から始まります．「顔色」や「姿勢保持の様子」を観察します．そして，声をかけ，「その反応がどうか」も重要な観察ポイントとなります．
- 顔色が蒼白であったり，苦痛表情を浮かべている場合，緊急度が高いかもしれない，と判断します．とくに<u>顔色が蒼白で冷や汗をかいているような状況は，Cの異常</u>をきたしており緊急度が高い可能性があります．姿勢も前傾姿勢や何かに寄りかかっていなければ姿勢を正していられない状態，ぐったりとしているような状態を確認したならば，ショックの可能性が高いと判断します．
- 声をかけて，ただちに反応が得られない場合にはDの異常も伴ってきますので，さらに緊急度は高いと判断できます．同時にAとBも観察しますが，とくに「腹痛」では<u>頻呼吸があるかどうか</u>を観察します．また，声をかけると同時に手指に触れてみて，橈骨動脈の触知の確認と皮膚が冷たく湿っていないかどうかを観察します．
- 第1印象で「緊急度が高い」と判断したときには，ただちに応援を要請し，バイタルサインの測定，救急カートや酸素吸入，モニター装着，末梢静脈路確保の準備を行います．
- 第1印象で緊急度の高い状態を判断し，OMIの処置を進めるとともに，痛みの程度や部位，随伴症状などOPQRSSTT法に沿った問診を併せて行います．超音波検査や12誘導心電図，血液検査，X線検査などは処置と並行していける検査ですので，その中で少しずつ鑑別診断を進めていくことになります．バイタルサインの安定化がある程度図れたら，CT検査を行います．可能であれば造影検査を行うことで診断がより確実となります．

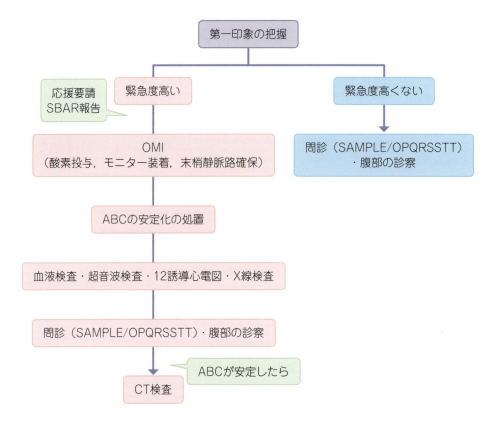

図9 緊急度による対応の流れ

〈実践2〉腹膜刺激症状を観察しよう！

- 腹膜刺激症状とは，腹膜に感染や外傷，化学的刺激などによる炎症が起こることで見られる症状で，反跳痛や筋性防御などを認めます．
- 腹膜刺激症状を認めたときには，腹膜炎を疑います．外科的処置が必要となるポイントになりますので，手術の準備を始めましょう．

腹膜刺激症状

- 反跳痛：内臓の炎症が腹壁に波及した際に見られます．腹壁を徐々に圧迫し，しばらくして急に手を離すと病変部に疼痛が出現します．
- ブルンベルグ徴候：右下腹部（マックバーニー点）に反跳痛を認めると，急性虫垂炎を疑います．
- 筋性防御：腹壁の緊張が高まり，腹壁を圧迫すると板のように硬く感じます（板状硬）．腹壁筋の緊張が反射的に亢進している状態．
- 踵落とし試験：起立してもらい，つま先立ちの状態から急に踵を床に打ちつけたときに下腹部に痛みを生じるかどうかを見る試験．痛みが生じたときには腹膜炎や虫垂炎を疑います．

参考文献
1) 館　泰雄編：腹痛―本当に帰していいのか？　緊急度の見極めと，最善の初期対応．レジデントノート　11(6)：832-874，2009
2) 坂本俊樹ほか：上腹部痛．救急医学　38(3)：287-292，2014
3) 井　清司：下腹部痛．救急医学　38(3)：293-297，2014
4) 髙橋章子ほか編：急性期の患者のフィジカルアセスメント．南江堂，2000
5) 門馬　治：腹痛　急変に陥る状態か否かを素早く判断！外見，訴え，呼吸，循環，腹部所見に注意する．救急看護＆トリアージ　1(2)：56-64，2011

Column　低体温でなぜ死ぬのか？

- 深部体温35℃以下では代謝は大きく変化し，臓器機能障害を生じて死亡率が30～90％と重篤な状態となります．35℃以下で意識障害，35～32℃で嗜眠，見当識障害などが出現，32～27℃で発語意味不明の状態となり，26℃以下では昏睡に陥ります．28℃以下では心室細動を生じやすく，20℃以下で心静止（asystole）となります．呼吸は24℃以下で停止します．
- 体温が低下すると，大量のカテコラミン（カテコールアミン）が分泌され細動脈が収縮し全身が振戦して酸素消費量が増大します．呼吸数，1回換気量，心拍数および心拍出量は体温低下に並行して減少します．振戦が激しくなると骨格筋に血流分布が偏位し，脳や肝臓などの重要臓器への血流が阻害されます．分泌が増したカテコラミンにより心室性不整脈や心室細動が発生しやすく，致命的となります．血液が水成分と固形成分に分離し，水成分は血管外に漏出することで，血流の停滞，血液の泥状化が生じ末梢循環不全が生じます．
- 体温が30℃以下に下降すると，生体の酸素消費量が減少してさまざまな臓器の機能がほとんど停止します．呼吸と循環機能が維持されれば，血流により体温の下降は速まります．しかし，呼吸運動の停止が出現すると心拍も停止します．
- 以前までは，体温低下での死は，酸素-ヘモグロビン解離曲線の左方移動，血液粘稠度の亢進，末梢血管収縮などによる末梢組織の低酸素症と酵素の不活性化などによるとされていました．しかし，カテコラミンが関与する心室細動や呼吸運動の停止に続発する心拍の停止によるパターンも多いという考えも提唱されています．

G 頭痛の原因と観察

1 頭痛の原因一覧

- 頭痛は患者の主訴の中でも非常に多いものです．その多くは頭痛の発生が病変に起因せず，生命予後には影響しない<u>1次性頭痛（機能性）</u>です．しかし，中にはなんらかの病変のために発生し，直接生命にかかわることがある<u>2次性頭痛（症候性）</u>が存在し，鑑別診断を必要とすることがあります．
- 頭痛の原因一覧を**表1**に示します．

表1　頭痛の原因

項　目	1次性頭痛（機能性）	2次性頭痛（症候性）
主な特徴	病変なし 生命にかかわらない	なんらかの病変あり 生命にかかわることがある
主な種類	・片頭痛 ・緊張型頭痛 ・群発頭痛　など	・くも膜下出血 ・脳出血 ・脳梗塞 ・脳腫瘍 ・頭頸部外傷による頭痛 　　硬膜下血腫 　　硬膜外血腫 ・髄膜炎 ・脳動脈解離 ・緑内障 ・副鼻腔炎 ・脳膿瘍　など

［医療情報科学研究所編：病気がみえる vol.7　脳・神経，p.380，メディックメディア，2011を参考に筆者加筆］

2 各原因の病態解説

1次性頭痛（機能性）

1）片頭痛

- 片頭痛は日常生活に支障をきたす1次性頭痛で，緊張型頭痛の次に多い頭痛です．片頭痛の起こるメカニズムはまだはっきりと解明されていませんが，「三叉神経血管説」が有力視されています．「三叉神経血管説」によれば，硬膜に分布する三叉神経の刺激により頭蓋内血管に作動する物質が放出され，これらが血管壁のセロトニン，ヒスタミン，ブラジキニンの放出を引き起こし，これらの物質により頭蓋内血管が拡張し

ます．拡張した血管の周囲にある三叉神経が刺激されて，順行性および逆行性に頭痛の情報が伝えられます．
- 主な症状としては「ズキン，ズキン」と波打つような強い頭痛があり，頭痛が起きる前にチカチカした光が見えることがあります．

2）緊張型頭痛

- 緊張型頭痛は頭痛のなかでもっとも多い型ですが，正確なメカニズムは不明です．頭頸部の筋肉の過度な収縮を原因とする群（筋収縮性頭痛）と精神的ストレスや不安，神経症によって発生する群（緊張性頭痛，心因性頭痛）とを統合したものであり，前者は長時間のデスクワークなど同じ姿勢を続けたり，細かい作業で眼を使ったりすることが原因となります．また，視力低下，歯の噛み合わせがわるいこと，頸椎捻挫なども原因となりえます．後者の原因は，精神的因子です．
- 痛みの性質は，頭重感や締め付けられて圧迫されたような痛みです．通常，側頭部，および後頭部から項部，肩にかけて強い痛みがあります．持続時間はさまざまですが，数時間に及ぶことが多く，とくに夕方に強くなります．

3）群発頭痛

- 片頭痛と緊張型頭痛が女性に多いのに対して，群発頭痛は男性に多くみられます．
- 発生の原因は，眼の後ろを通っている内頸動脈が拡張し炎症が起きるためではないかと考えられています．
- 典型的な群発頭痛の特徴は，約1～2ヵ月の間，ほぼ決まった時間で就寝後1～2時間になんの前駆症状もないまま一側の眼窩部，眼窩上部，側頭部のいずれかの部位に発現し，「眼の奥をえぐられるような」「突き刺すような」激しい痛みが生じます．1回の頭痛は15～180分であり，頭痛と同時に，同側の眼球結膜充血，流涙，鼻閉，鼻漏，眼瞼浮腫，顔面紅潮，顔面発汗，縮瞳または眼瞼下垂などの自律神経症状を随伴します．
- また，多くの患者は発作中に落ち着きのなさや興奮した様子がみられます．アルコールなどの血管拡張作用を有する物質で誘発され，禁酒が予防となります．発作時には100％酸素の吸入がもっとも効果的であるといわれています．

2次性頭痛（症候性）

1）くも膜下出血

- 髄液が存在するくも膜下腔に出血した状態であり，特発性と外傷性があります．特発性くも膜下出血が大部分を占め，原因疾患としては，脳動脈瘤の破裂が約80％（40～60歳台の女性に好発），脳動静脈奇形の破綻が約10％（20～40歳台の男性に好発），ほかには，高血圧性脳内出血，脳腫瘍からの出血，白血病などの血液疾患などがあげられます．とくに脳動脈瘤が原因の場合は非常に急速かつ重篤な経過をたどることが多く，死亡や重度後遺症を残す割合が高くなります．

- 雷鳴頭痛（thunderclap headache：1分以内にピークとなる重症頭痛）の代表的疾患であり，「バットで殴られたような」「眼から火が出るような」突然の激しい頭痛が生じます．両側の後頭部・項部痛が多く，動脈瘤が直接動眼神経を圧迫して動眼神経麻痺をきたすことがあり，このとき患者は複視，羞明，眼瞼下垂を自覚します．項部硬直，ケルニッヒ徴候など髄膜刺激症状を認めますが，発症直後にはみられないこともあります．

2）脳出血・脳梗塞・脳腫瘍・急性硬膜下血腫・硬膜外血腫

- これらの病変によっても頭痛が生じます．各病態については，75ページ「各原因の病態解説」を参照してください．

3）慢性硬膜下血腫

- 慢性硬膜下血腫とは，一般的には頭部外傷の後3週間以降，多くは2～3ヵ月の間に起こります．硬膜とくも膜の間の硬膜下腔にじわじわと血液が貯留し，血腫が脳を圧迫すると頭痛，健忘などの認知症症状，歩行障害，脱力感，失禁などの症状を呈します．早期に診断され治療がなされれば，完治する比較的予後のよい疾患です．しかし，治療の時期が遅れると，意識障害，知能障害，嘔気，片麻痺，失語などの症状が出現し，死亡にいたることもあります．
- 高齢者に多く認められます．頭を軽くぶつけた程度で，ぶつけたときには症状もなく，徐々に症状が出てくるのでわかりにくい場合もあります．外傷以外の原因としては，動脈硬化，感染，貧血，アルコール多飲，脳圧の低下などがあります．

4）髄膜炎

- 頭痛は細菌性髄膜炎でもっともよくみられ，最初に現れる症状です．詳しい病態は75ページ「各原因の病態解説」を参照してください．

5）頸脳動脈解離

- 動脈瘤が解離することにより，壁内に血液が入り込み，動脈瘤様に拡大をしたり，本来の血管腔を狭窄や閉塞させたりします．40～50歳台の男性に好発し，椎骨脳底動脈系に多くみられます．はっきりした原因はわかっていませんが，高血圧や頸部の回転などが解離の誘因となることがあります．頸部痛を伴う場合も伴わない場合もあり，頭痛はもっとも頻度の高い症状（症例の55～100％）であり，かつもっとも頻度の高い初発症状でもあります（症例の33～86％）．頭痛，顔面痛および頸部痛は通常，解離動脈と同側の片側性であり，重度で持続性（平均4日間）です．しかし，頭痛は，発現に一定の特異的なパターンはありません．脳虚血・脳梗塞症状が出現することがあり，くも膜下出血を合併することもあります．その場合は解離時と出血時の二相性の頭痛を認めます．

6）緑内障

- 緑内障は，高くなった眼圧が視神経を圧迫するものであり，神経の痛みを伴います．そして視神経の痛みは頭部全体に伝導するため，緑内障により頭痛が生じます．
- 緑内障の場合の頭痛の特徴は，以下のとおりです．

①急性緑内障の場合

- 側頭部に激しい痛みが生じます．この場合の頭痛は，よく「殴られたような」と表現されるくも膜下出血における頭痛と類似しています．急性緑内障は一夜にして失明の危険もあります．急激な激しい頭痛が生じた場合，急性緑内障のサインとして，くも膜下出血とともに可能性を考えることが重要です．急性緑内障の場合，激しい頭痛のほかに結膜充血，角膜混濁，視覚障害などが症状として現れます．

②慢性の緑内障の場合

- 肩こりなどとともにあまり重くない症状として現れます．頭痛や肩こり以外に特徴的な症状として，外灯などの周りに丸い虹が見えるという症状が現れることがあります．

7）副鼻腔炎

- 副鼻腔炎は換気障害を引き起こします．この換気障害によって副鼻腔内部が陰圧となり，三叉神経の刺激症状が発生し，前頭部，後頭部，顔面，耳など広範囲に痛みを引き起こします．三叉神経の関連痛により，頭部全体に疼痛が生じ，開眼できないほどの激しい頭痛となることもあります．

3 観察点

緊急性の高い疾患かどうかの観察

- まずその頭痛が，緊急性の高いものかどうかの鑑別が重要となります．緊急性が高いのは，脳卒中の症状の場合と，頭蓋内圧亢進症状の場合です．

1）脳卒中を疑う症状

- 脳卒中を疑う症状として，①半身の運動・感覚障害（脱力感，しびれ），②意識障害と言語障害（構音障害），③突然の視力障害，④歩行障害・眩暈（めまい）・ふらつき，⑤激しい頭痛，があります．脳卒中は治療が遅れるほど重篤な後遺症を残すことが多く，場合によっては生命の危険を伴う疾患であるため，これらの症状を観察する必要があります．

2）頭蓋内圧亢進症状

- 正常な頭蓋内圧は仰臥位で60〜180mmH₂Oに保たれています．頭蓋内圧は頭蓋内血腫，脳腫瘍，脳膿瘍など頭蓋内占拠病変，脳実質や脳質の容積増大（脳浮腫，水頭症など）によって亢進します．頭蓋内圧が亢進すると，脳灌流圧が低下し，脳虚血やPaCO₂の上昇を引き起こします．それにより，さらに頭蓋内圧が上昇し，脳ヘルニア（77ページ参照）に移行する危険があるため，早期の対応が重要です．頭蓋内圧亢進症状を**表2**に示します．とくに急性の頭蓋内圧亢進症状がないかを観察します．

緊急性が高い疾患を除外した後の観察

- 緊急性が否定できれば，そのほかの原因を探ります．

1）頭痛の程度，様式

- 頭痛の程度，様式など，詳細な情報を漏れなく問診する方法として，「OPQRSSTT法」**表3**があります．Oは発症時間と発症様式，Pは症状の増悪・寛解因子など，Qは痛みの性質・程度，Rは痛みの部位や放散痛の有無を聴きます．Sは痛みの程度，次のSは随伴症状，Tは時間経過の中で増悪しているのか・改善傾向であるか，そして最後のTは薬剤の使用など治療として何を行ったか，効果があったかなどを問診していきます．

表2　頭蓋内圧亢進症状

項　目	急　性	慢　性
原　因	・頭蓋内血腫（脳血管障害，外傷など） ・悪性脳腫瘍 ・脳膿瘍 ・水頭症	・良性脳腫瘍（髄膜腫など） ・先天異常（狭頭症など） ・特発性頭蓋内圧亢進症
自覚的症状	・激しい頭痛 ・悪心・嘔吐	・睡眠明けに多い頭痛 ・悪心・嘔吐 ・うっ血乳頭による視力障害 ・眩暈（めまい）
他覚的症状	・クッシング現象 　（徐脈，血圧上昇，脈圧増大） ・意識障害 ・網膜出血 ・散瞳 ・けいれん	・うっ血乳頭 ・外転神経麻痺 ・記憶障害 ・人格変化

↓
重篤化すると脳ヘルニアとなる
↓
呼吸停止

表3 問診：OPQRSSTT法

項　目	問診する内容
O（Onset） 発症時間／様式	いつからか 突然に，徐々に，発作性に，夜間に，朝方に　など
P（Palliative/Provocative） 誘発因子	どんなときに症状が悪化もしくは軽減するか
Q（Quality） 痛みの性質	どのような痛みか
R（Region/Radiation） 部位／放散痛の有無	部位 1ヵ所の痛みか・他の部位に移動する痛みか
S（Severity） 痛みの程度	痛みの程度（1〜10段階で評価）
S（Symptom） 随伴症状	胸痛，腹痛，嘔気，発熱，起座呼吸　など
T（Time） 時間経過	（時間／日単位で） 改善または増悪しているのか 持続しているのか　など
T（Treatment） 治療	使用した薬剤はあるか いつ薬剤を使用したか 効果があったか，なかったか　など

2）外傷の有無

- 頭部に外傷がないかを観察します．慢性硬膜下血腫は受傷後3週間以降，多くは2〜3ヵ月後に発症するため，2〜3ヵ月前の状況も問診で確認することが必要です．

3）髄膜刺激症状

- 感染や出血などによって髄膜が刺激されたときにみられる症状の総称です．刺激されている髄膜に対して負荷を加えると，疼痛に対する防御反応がみられます．髄膜刺激症状を見逃すことで生命の危険が生じるため，注意深く検査を行います．髄膜刺激症状のスクリーニング検査を表4に示します．

4）中枢神経の障害・症状

①麻痺，顔面神経麻痺

- 片麻痺：脳疾患でよく見られます．脊髄疾患でも見られますが，通常は麻痺した手足と逆の手足にもしびれ，疼痛が伴います．
- 単麻痺：脊髄や末梢神経の疾患が多いですが，脳疾患の場合もあります．

表4 髄膜刺激症状のスクリーニング検査

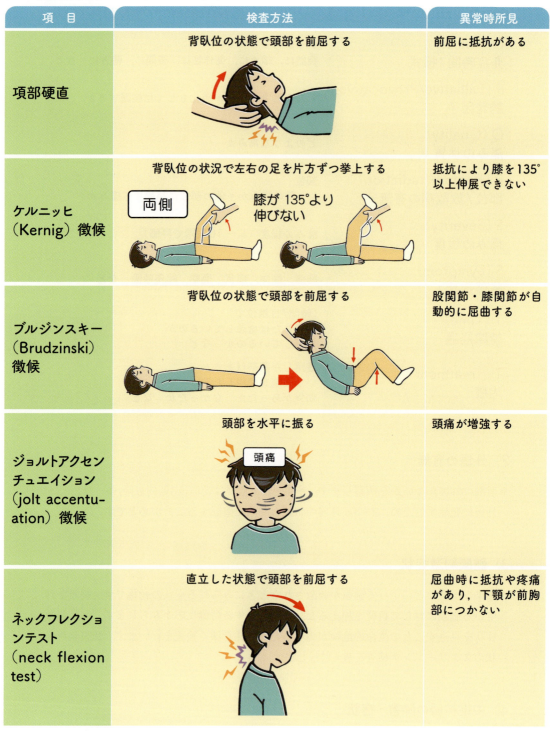

[医療情報科学研究所編:病気がみえる vol.7 脳・神経, p.353, メディックメディア, 2011より一部改変]

②注視麻痺

- 両眼は同じ方向に同時に動かしています.これを共同性眼球運動(共同性注視)といいます.注視麻痺とは,この共同性眼球運動ができなくなることです.

- 注視麻痺には，水平共同運動（水平向き運動）ができなくなる水平注視麻痺と，垂直共同運動（上下向き運動）ができなくなる垂直注視麻痺があります．
- 垂直注視麻痺は，中脳病変，通常は梗塞および腫瘍に起因します．また水平注視麻痺のもっとも多い原因は脳幹の損傷で，多くは脳卒中によって起こります．中脳が障害されていると水平注視麻痺が健側に生じ，橋が障害されていると水平注視麻痺が障害側に生じるとされています．

③失語症

- 大脳にある「言語領域」という部分が，脳梗塞や脳出血などの脳卒中や外傷などによって損傷され，言葉がうまく使えなくなる状態をいいます．損傷を負った部位の違いによって，「聞く」「話す」「読む」「書く」の障害の重なりかたや程度は異なります．

4 見逃してはいけない原因

①くも膜下出血
見抜く方法：突然の発症であり，「バットで殴られたような」激しい頭痛を訴える，雷鳴頭痛（thunderclap headache：1分以内にピークとなる重症頭痛）を呈する患者は，くも膜下出血を疑う．

②脳出血
見抜く方法：高血圧の既往があり，突然の頭痛を呈する者は脳出血を疑う．

③脳梗塞
見抜く方法：片麻痺，構音障害，感覚障害があれば，脳梗塞を疑う．

④髄膜炎
見抜く方法：発熱，意識障害，項部硬直が髄膜炎の3徴であるため，3徴があれば髄膜炎を疑う．

⑤脳腫瘍
見抜く方法：早朝の頭痛（morning headache），うっ血乳頭，悪心を伴わない噴出性嘔吐がみられたら脳腫瘍を疑う．
20歳を過ぎてから生じたてんかんの場合には，まず脳腫瘍を疑う．

⑥急性緑内障
見抜く方法：側頭部の急激な激しい痛みが生じた場合は，急性緑内障としてのサインととらえ，くも膜下出血とともに可能性を考える．

参考文献
1) 医療情報科学研究所編：病気がみえる vol.7 脳・神経，メディックメディア，2011
2) 児玉南海雄監，佐々木富男，峯浦一喜，新井一ほか編：標準脳神経外科学，第12版，医学書院，2011
3) 馬場元毅：絵でみる脳と神経　しくみと障害のメカニズム，第3版，p.155，医学書院，2010
4) 国際頭痛学会（HIS）：国際頭痛分類（ICHD-3β），第3版beta版，日本頭痛学会（新国際分類普及委員会）・厚生労働科学研究（慢性頭痛の診療ガイドラインに関する研究班）共訳，2015
https://www.jhsnet.org/kokusai_new_2015.html (2016年7月26日確認)

STEP 4　急変状況を的確に伝える　SBAR

A　急変状況の報告

- 患者急変をリーダー看護師，医師へ報告する場合，どのように報告するかでその後の対応にも影響が及びます．迅速に急変対応するためにも，報告は「結論から要領よく手短に」伝えることが重要であり，一定の形式に従って報告することが有用です．

1　報告の一定の形式

- 報告の形式としては，「5W1H」「SBAR（エスバー）」などがあります．
- 「5W1H」では，現状を明確に報告するために，いつ（**W**hen），どこで（**W**here），誰が（**W**ho），何を（**W**hat），なぜ（**W**hy），どのように（**H**ow）という6つの問いを用います．
- 「SBAR」では，患者の状態（**S**ituation），入院の理由・臨床経過（**B**ackground），状況評価の結論（**A**ssessment），提言または具体的な要望・要請（**R**ecommendation）の情報をそろえて報告します（表1）．

表1　医療現場で用いられる簡潔な報告の形式（SBAR）

	項　目	内　容
S	**S**ituation	患者の状態
B	**B**ackground	入院の理由・臨床経過
A	**A**ssessment	状況評価の結論
R	**R**ecommendation	提言または具体的な要望・要請

→ 結論から要領よく手短に報告する

SBAR

- SBARは医療現場で用いられる簡潔な報告の形式として，わが国でも普及しつつあります．現在では報告内容をより明確にするため，「ISBARC（アイエスバーク）」（表2）と表示されることもあります．SBARとISBARCの違いは，「報告者と患者の同定」をより重視するため，以前は「S」に含まれていた「I（**I**dentify）」を強調する意味であえて別にしているところです．また，患者急変を医師へ報告する場合，緊急で指示を受けなければならない状況が多く，電話などでの口頭指示がほとんどです．そのため，患者安全

の視点から口頭指示における復唱確認は必須とされ,「C（Confirm）」を強調する形となりました.

表2 医療現場で用いられる簡潔な報告の形式（ISBARC）

項目		内容
I	Identify	報告者と患者の同定
S	Situation	患者の状態
B	Background	入院の理由・臨床経過
A	Assessment	状況評価の結論
R	Recommendation	提言または具体的な要望・要請
C	Confirm	指示受け内容の口頭確認

→ 結論から要領よく手短に報告する

ISBARCを用いた状況報告

- ISBARCを用いた状況報告は,具体的に以下のように行います（表3）.

表3 ISBARCを用いた状況報告の内容

	項目	内容
I	Identify 報告者と患者の同定	・○○病棟の看護師○○です. ・○○病棟○○号室の○○さんについて報告します.
S	Situation 患者の状態	・○○さんが＿＿＿＿＿＿＿＿＿＿の状態です.
B	Background 入院の理由・臨床経過	・入院になった理由やその目的と入院後のサマリーを手短に伝える. ・気道,呼吸,循環,意識状態,皮膚（ABCDE）の異常所見,患者の訴えや痛みの程度を伝える. ・血圧は＿＿＿脈拍は＿＿＿＿呼吸回数は＿＿＿＿体温は＿＿＿＿です. ・酸素投与の有無,投与量（L/分）,SpO_2の値
A	Assessment 状況評価の結論	・とりあえずの結論を伝える. ・私は＿＿＿＿＿＿＿のおそれがあると思います（心臓,呼吸,感染,中枢）. ・原因はよくわかりませんが状態が悪化しています.
R	Recommendation 提言または具体的な要望・要請	・すぐに来てください. ・（すぐに来れない場合）どうすればいいですか？
C	Confirm 指示受け内容の口頭確認	・医師から指示があれば,指示の内容を復唱し確認する.

［日本医療教授システム学会・KIDUKI委員会2009より一部改変］

- ① 「I（Identify）」では，報告者の所属と氏名，患者の氏名を伝え，誰が誰のことを報告するかを明確にします．
- ② 「S（Situation）」では，患者の状態を伝えます．このとき，いろいろな情報を伝えたくなりますが，患者の状態でもっとも気になる症状・状態を簡潔に報告します．目の前にした患者を一言で表現する場合，どのように表現するか？　と考えるといいでしょう．たとえば，「努力性呼吸をしている患者さん」「顔面蒼白な患者さん」「意識レベルが低下した患者さん」などです．
- ③ 「B（Background）」では，入院になった理由やその目的と入院後のサマリーを手短に伝えます．呼吸，循環，意識状態，皮膚の異常所見，患者の訴えや痛みの程度，バイタルサインなどを伝えます．
- ④ 「A（Assessment）」では，とりあえずの結論を伝えます．「看護師としてどのようにアセスメントしているのか？」「今後どのようになる可能性があると考えているのか？」を伝えます．診断をつける必要はありません．「〜の可能性がある」「状態が悪化している」など，看護師の懸念を伝えます．
- ⑤ 「R（Recommendation）」では，「〜してほしい」という具体的な要請内容を伝えます．
- ⑥ 「C（Confirm）」では，口頭指示が出た場合，復唱し確認します．

2　報告のポイント

「大きな声ではっきりと」
声が小さい場合，聞き手が必要な情報を聞き漏らしてしまうということがあります．

「結論から要領よく手短に伝える」
情報をたくさん伝えたいという思いから，報告が長くなることがあります．報告が長くなることによって，聞き手は要点が絞れず情報が整理できなくなる可能性があります．

「看護師として懸念していること，要望を明確に伝える」
看護師はアセスメント（A），要望（R）を伝えることが習慣化できていないことがあります．状況だけを伝える報告はせず，看護師としての懸念，要望をはっきりと伝えましょう．

「呼吸停止など緊急時は，ISRCのみでよい」
呼吸停止などの緊急時は，ISRCのみの報告とします．たとえば，「○○病棟の看護師○○です．○○号室○○さんが呼吸停止です．すぐに来てください」というものです．

3　報告ツールを用いることのメリット

- ISBARCのような報告ツールを施設内で決定し用いることは，報告しやすくなるだけでなく，報告が聞きやすくもなります．報告の聞き手は，報告者が次にどのような情報を伝えてくるか予測できるため，心構えをして聞くことができます．その結果，情報を聞き逃す，聞き間違えるということが少なくなります．

B ほかの看護師への報告・要請

- 患者に接したときに異変を感じた場合，急変の徴候があると確信できない場合でも迷わずISBARCを用いてリーダー看護師に報告します．この場合，患者に接した看護師は，患者のそばから離れないことが原則であり，ほかの看護師への報告は，患者の状態を伝えるとともに必要な資器材の要請をしなければなりません．ほかの看護師への報告・要請を表1に示します．
- 「I（Identify）」「S（Situation）」「A（Assessment）」は表3（109ページ）と同様ですが，「B（Background）」の入院になった理由，目的，入院後のサマリーなど，報告を受ける看護師とすでに情報共有されている場合は，省略してもかまいません．「R（Recommendation）」では，何をしてほしいのか明確に告げるとともに，必要な資器材は具体的に要請します．

表1　ほかの看護師への応援要請

（I：報告者と患者の同定）
S：患者の状態
・状況のとりあえずの結論　ex）ショック，吐血，胸痛……
B：入院の理由・臨床経過
・患者背景：疾患名と，あれば最近のイベント ・異常所見
A：状況評価の結論
・いま現在得た情報を元に，いまの段階で自分はどう判断したのかを述べる． 「……かもしれません」「……の可能性があります」
R：提言または具体的な要望・要請
・何をしてほしいのか明確に告げる ・必要な資器材は具体的に要請

C 医師への報告・要請

- 医師への報告・要請について，表1に示します．
- 医師への報告・要請では，<u>主治医に報告する場合と夜勤などで当直医に報告する場合で多少変わってきます</u>．「B（Background）」は，報告相手が主治医の場合，入院になった理由とその目的，入院後のサマリーは省略できます．しかし，当直医の場合は，患者の重要な情報となりますので省略せずに報告します．「C（Confirm）」では，緊急時には口頭指示が多くなるため，必ず<u>復唱確認することを忘れない</u>ようにします．

表1 医師への報告・要請

（I：報告者と患者の同定）
S：患者の状態
・状況のとりあえずの結論　ex）ショック，吐血，胸痛……
B：入院の理由・臨床経過
・患者背景：疾患名と，あれば最近のイベント ・直近の経過と一次評価のサマリー（異常所見中心） ・バイタルサイン
A：状況評価の結論
・患者の状態と状況に関する評価者の判断を述べる． 「……かもしれません」「……の可能性があります」
R：提言または具体的な要望・要請
・何をしてほしいのか明確に告げる
（C：指示受け内容の口頭確認）

D 事例を用いた報告の練習

●事例を提示しますので，報告の練習をしましょう．

事例1

- Aさんは，3日前に糖尿病で教育入院した患者さんです．8東病棟805号室に入院しています．AM1:00に巡視のためあなたが訪室すると，Aさんは苦痛表情で胸をさすっていました．顔面蒼白，冷汗あり，頻呼吸です．どうしたのかたずねても返答はありませんが，「胸が痛いのですか？」というあなたの問いかけにうなずきました．あなたは，聴診器も血圧計も持参していません．

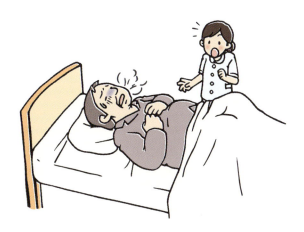

●この状況をほかの看護師に報告してください．

ほかの看護師への報告例①

- 看護師石井です．805号室Aさんについて報告します．顔面蒼白となっています．Aさんは3日前から糖尿病で教育入院している患者さんです．苦痛表情で胸痛があるとのことです．顔面蒼白，冷汗あり，頻呼吸です．状態が悪化しています．至急，誰か応援に来てください．血圧計，心電図モニター，救急カートを持って来てください．すぐに来られますか？

ほかの看護師への報告例②

- 看護師石井です．805号室Aさんについて報告します．胸痛を訴えています．Aさんは3日前から糖尿病で教育入院している患者さんです．苦痛表情であり，声かけに返答ありません．顔面蒼白，冷汗あり，頻呼吸となっています．急性冠症候群の可能性があると思います．至急，誰か応援に来てください．血圧計，心電図モニター，救急カートを持って来てください．すぐに来られますか？

> **事例1**（つづき）
> - ほかの看護師が応援にかけつけてくれ，バイタルサイン測定，心電図モニターを装着しました．バイタルサインは，血圧87/42mmHg，心拍数80回/分，ST低下あり，呼吸数28回/分，体温37.0℃，SpO₂ 95%．症状は改善されていません．

● この状況を当直医に報告してください．

医師への報告例①
- 8東病棟看護師石井です．805号室のAさんについて報告します．<u>胸痛を訴えています</u>．Aさんは3日前から糖尿病で教育入院をしている患者さんです．
- 顔面蒼白，冷汗，頻呼吸があったので，心電図装着，バイタルサイン測定をしています．バイタルサインは，血圧87/42mmHg，心拍数80回/分でST低下あり，呼吸数28回/分，体温37.0℃，SpO₂ 95%です．<u>急変する可能性がある</u>と思います．すぐに診察に来てください．先生が来るまでの指示をください．
- （医師から酸素3L/分投与の指示が出た場合）
  わかりました．酸素3L/分投与ですね．

医師への報告例②
- 8東病棟看護師石井です．805号室のAさんについて報告します．<u>心電図モニター上，ST低下しています</u>．Aさんは3日前から糖尿病で教育入院をしている患者さんです．
- 顔面蒼白，冷汗，頻呼吸があったので，心電図装着，バイタルサイン測定をしています．バイタルサインは，血圧87/42mmHg，心拍数80回/分，呼吸数28回/分，体温37.0℃，SpO₂ 95%です．<u>急性冠症候群の可能性がある</u>と思います．すぐに診察に来てください．<u>酸素投与しておきましょうか？</u>
- （医師から酸素3L/分投与の指示が出た場合）
  わかりました．酸素3L/分投与ですね．

> **事例2**
> - Bさんは，非ホジキンリンパ腫であり，抗がん薬投与目的で入院となった患者さんです．5東病棟513号室に入院しています．本日抗がん薬（リツキサン®）初回投与であり，投与開始後，1時間ほど経過したときにナースコールがありました．訪室すると，「吐きそう，寒い」と訴え震えています．前胸部には発疹がみられます．あなたは，聴診器も血圧計も持参していません．

● この状況をほかの看護師に報告してください．

ほかの看護師への報告例①
- 看護師石井です．513号室のBさんについて報告します．<u>嘔気が生じています</u>．Bさんは非ホジキンリンパ腫であり，抗がん薬投与目的で入院となった患者さんです．悪寒，

前胸部に発疹もみられています．状態が悪化しています．至急，誰か応援に来てください．血圧計，心電図モニター，救急カートを持って来てください．すぐに来られますか？

ほかの看護師への報告例②

- 看護師石井です．513号室のBさんについて報告します．悪寒が生じています．Bさんは非ホジキンリンパ腫であり，抗がん薬投与目的で入院となった患者さんです．そのほか，嘔気と前胸部に発疹もみられています．抗がん薬の副作用と思います．至急，誰か応援に来てください．血圧計，心電図モニター，救急カートを持って来てください．すぐに来られますか？

事例2 （つづき）

- ほかの看護師が応援にかけつけてくれ，バイタルサイン測定，心電図モニターを装着しました．バイタルサインは，血圧84/42mmHg，心拍数110回/分，呼吸数30回/分，体温37.2℃，SpO_2 93％．症状は改善されていません．

- この状況を主治医に報告してください．

医師への報告例①

- 5東病棟看護師石井です．513号室のBさんについて報告します．嘔気が生じています．Bさんは非ホジキンリンパ腫で抗がん薬投与目的入院の患者さんです．本日，リツキサン®投与日であり，開始1時間後に症状が出現しました．ほかに悪寒，前胸部の発疹もみられています．心電図装着，バイタルサインを測定したところ，血圧84/42mmHg，心拍数110回/分，呼吸数30回/分，体温37.2℃，SpO_2 93％です．リツキサン®は一時投与中止しました．状態が悪化しています．すぐに診察に来てください．先生が来るまでの指示をください．
- （医師から「酸素3L/分投与で，ただちに診察する」との返答があった場合）
  酸素3L/分投与します．すぐに診察できるとのことで了解いたしました．

医師への報告例②

- 5東病棟看護師石井です．513号室のBさんについて報告します．ショックになっています．Bさんは非ホジキンリンパ腫で抗がん薬投与目的入院の患者さんです．本日，リツキサン®投与日であり，開始1時間後に症状が出現しました．嘔気，悪寒，前胸部の発疹もみられています．心電図装着，バイタルサイン測定をしたところ，血圧84/42mmHg，心拍数110回/分，呼吸数30回/分，体温37.2℃，SpO_2 93％です．リツキサン®は一時投与中止しました．リツキサン®によるアナフィラキシー様症状が出現していると考えます．すぐに診察に来てください．酸素投与しておきましょうか？
- （医師から「酸素3L/分投与で，ただちに診察する」との返答があった場合）
  酸素3L/分投与します．すぐに診察できるとのことで了解いたしました．

> **事例3**
> - Cさんは，下肢の骨折で入院となり昨日手術を行った患者さんです．6北病棟602号室に入院しています．本日，術後初めて離床し，食事を摂取していました．下膳するためあなたが訪室すると，「息が苦しい」と訴えがあり，頻呼吸となっています．苦しそうな表情であり，顔面の発汗がみられています．

● この状況をほかの看護師に報告してください．

ほかの看護師への報告例①
- 看護師石井です．602号室のCさんについて報告します．<u>呼吸困難を訴えています</u>．Cさんは，下肢の骨折で入院となり昨日手術を行った患者さんです．本日，術後初めて離床しました．頻呼吸，顔面の発汗もみられています．<u>状態が悪化しています</u>．至急，だれか応援に来てください．血圧計，心電図モニター，救急カートを持って来てください．すぐに来られますか？

ほかの看護師への報告例②
- 看護師石井です．602号室のCさんについて報告します．<u>頻呼吸となっています</u>．Cさんは，下肢の骨折で入院となり昨日手術を行った患者さんです．本日，術後初めて離床しました．呼吸困難も訴えており，顔面の発汗もみられています．<u>肺塞栓の可能性があると思います</u>．至急，だれか応援に来てください．血圧計，心電図モニター，救急カートを持って来てください．すぐに来られますか？

> **事例3**（つづき）
> - ほかの看護師が応援にかけつけてくれ，バイタルサイン測定，心電図モニターを装着しました．バイタルサインは，血圧148/78mmHg，心拍数118回/分，呼吸数30回/分，体温37.0℃，SpO_2 86％．症状は改善されていません．

● この状況を主治医に報告してください．

医師への報告例①
- 6北病棟看護師石井です．602号室のCさんについて報告します．<u>呼吸困難を訴えています</u>．Cさんは，下肢の骨折で入院となり昨日手術を行った患者さんです．本日，術後初めて離床しました．頻呼吸，顔面の発汗もみられており，心電図モニター装着，バイタルサイン測定を行いました．バイタルサインは，血圧148/78mmHg，心拍数118回/分，呼吸数30回/分，体温37.0℃，SpO_2 86％です．<u>呼吸状態が悪化しています</u>．至急，診察をお願いします．何かしておくことはありますか？
- （医師から「ただちに診察する．5L/分酸素投与」との返答があった場合）
酸素5L/分投与します．すぐに診察できるとのことで了解いたしました．

医師への報告例②

- 6北病棟看護師石井です．602号室のCさんについて報告します．SpO₂が86％に低下しています．Cさんは，下肢の骨折で入院となり昨日手術を行った患者さんです．本日，術後初めて離床しました．呼吸苦を訴えられ，頻呼吸，顔面の発汗もみられていたため，心電図モニター装着，バイタルサイン測定を行いました．バイタルサインは，血圧148/78mmHg，心拍数118回/分，呼吸数30回/分，体温37.0℃です．肺塞栓の可能性があると思います．至急，診察をお願いします．指示書に従って酸素5L/分投与を始めました．ほかにしておくことはありますか？

- （医師から「ただちに診察する．酸素投与継続」との返答があった場合）
酸素5L/分投与継続します．すぐに診察できるとのことで了解いたしました．

- 上記報告内容は，例として提示しました．報告がうまくできたかの判断は，報告の聞き手に「緊急性がある」「すぐに診察に行こう」と思わせることができたかです．

- うまく報告できるようになるには，日ごろから見たもの感じたことを言語化するトレーニングをすること，そして，伝えたいことが伝わったかを日々評価することが必要です．

第3章 急変シミュレーション・シナリオ

- どのような症状であってもSTEP 1は初期アセスメントからの緊急度判断，STEP 2は救急処置の準備と介助（OMI）が展開されます．STEP 3は緊急度の高い疾患を捉えていくためのプロセスが示されています．そして，STEP 4で的確に医師に伝えるための要点のまとめ方が示されています．
- この章では，救急症候別（胸痛，呼吸困難，腹痛，意識障害）の事例（急変シミュレーション・シナリオ）をもとに急変時の対応を解説していきます．STEP 1・STEP 2・STEP 3・STEP 4の急変プロトコールに則って，実際にどのような思考過程でこの急変を乗り切っていくかが書かれています．
- STEP 1の初期アセスメントでは，初期評価のポーズで，緊急度を評価します（図1）．患者の胸が上下するかを目で見ると同時に，指先で脈拍を確認します．

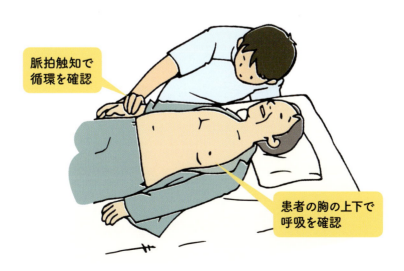

図1　初期評価のポーズ

- STEP 2では救急処置の実践および準備をしますが、取るべき一次救命処置、二次救命処置は病態によらず、ABCの異常によって決まります（**表1**）．二次救命処置では、医師が来たらすぐに処置を実施できるように準備します．

表1　異常箇所と救命処置

異常箇所	一次救命処置	二次救命処置
A（気道）	頭部後屈あご先挙上 吸引，エアウェイ，ハイムリック法	気管挿管，外科的気道確保
B（呼吸）	酸素投与，BVM（バッグバルブマスク）換気	気管挿管（BVM換気）
C（循環）	輸液路確保	輸液，（気管挿管） ※ショックの原因によって対応が変わる 輸血，胸腔穿刺，ドレナージ 心嚢穿刺，昇圧薬，強心薬 アドレナリン筋注など
D（意識）	ABC安定化の優先	ABC安定化の優先

A 「胸痛」の急変対応の実際①

1 胸痛の急変プロトコール

- 胸痛の急変プロトコールを図1に示します．アプローチ方法は，STEP 1～4に準じ，STEP 3において，胸痛の病態の特徴をふまえ，原因検索，そして，検査の準備を行います．その内容について，事例を使ってステップごとに急変対応の実際を解説します．

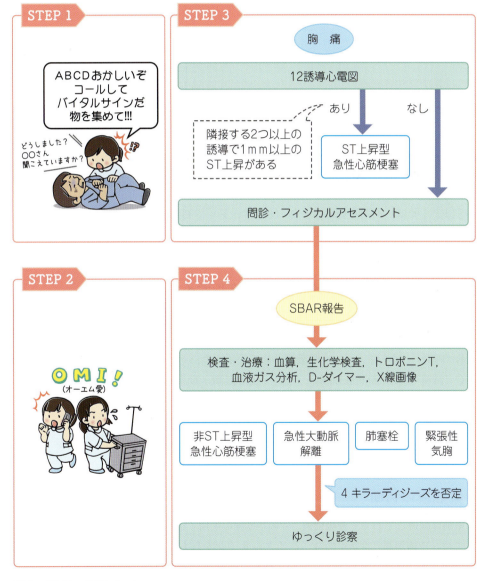

図1 胸痛の急変プロトコール

2　事例紹介

事例

氏　名：吉永　ゆり，65歳，女性（2階婦人科病棟：205）
疾患名：子宮筋腫
現病歴：8月30日，子宮がん検診のため婦人科を受診した．子宮筋腫が指摘され，手術目的で入院となる．
既往歴：高血圧
内服薬：ディオバン® 20mg，1日1回（朝）
アレルギー：なし
ADL：自立
食　事：普通食

発症：入院当日PM5時にナースコールあり，「胸が苦しい」との訴えあり

3　STEP 1：初期アセスメントとバイタルサイン

● STEP 1では，初期評価のポーズ（119ページ）で初期アセスメントを行い，緊急度を評価します．また，必要時バイタルサインの測定を行います．

吉永氏の初期アセスメントとバイタルサイン

①初期アセスメント
A（気道）：胸痛の訴えあり．
B（呼吸）：浅くて，速い，呼吸補助筋の使用あり．
C（循環）：橈骨動脈触知弱い，速い，皮膚湿潤，冷感あり．
D（意識）：通常の受け答えである．

②バイタルサイン
血圧：90/67mmHg，脈拍：103回/分，呼吸数：27回/分，SpO$_2$：93％，体温：36.4℃

緊急度の判断

● 気道は開通しており，呼吸促迫，呼吸補助筋の使用，SpO$_2$の低下がみられます．循環では，皮膚湿潤，冷感があり，バイタルサインからもショック状態であることが確認できます．意識は清明です．呼吸と循環に異常を認めるため，緊急度は高いと判断します．

4 STEP 2：救急処置の実践と準備（120ページ，表1）

救急処置の実践

- ABCの異常に対して，ABCの確保を行う必要があるため，呼吸と循環の異常に対し，呼吸と循環の安定を考え，酸素投与と輸液路の確保を行っていきます．もしくは，何をしていいかわからないときは，STEP 2は，OMI〔O（酸素投与），M（モニター装着），I（末梢静脈路の確保）〕を実施すると覚えておくとよいでしょう．

救急処置の準備

- 医師が来室した際に，迅速に二次救命処置が実施できるように準備を行います．概念は救急処置の実践と同様，ABCの異常に対して，ABCの確保が必要であるため，呼吸の異常について，気管挿管の準備を行います．
- 循環の異常については，STEP 3で胸痛，ショックの原因検索を行ったのちに，循環を維持するための緊急処置を決定します．
- 現段階では，末梢静脈路の確保のみで次のSTEP 3に移行します．

5 STEP 3：原因検索と検査の準備

原因検索（病態の予測）

- 仮説演繹法を使って，臨床推論を行います．今回の事例の症状は，「胸痛」，「ショック」を呈しており，その症状から仮説形成を行います．
- 胸痛については，キラーディジーズ（見逃してはいけない病態）として，「急性心筋梗塞」，「急性大動脈解離」，「急性肺塞栓」，「緊張性気胸」の疾患を仮説形成することができます．いずれの疾患についても，ショックに陥るリスクの高い疾患であるため，4つの疾患に焦点をあて，問診とフィジカルアセスメントを行います．

1）問診の結果：SAMPLE/OPQRSSTT 聴取

a. SAMPLE

Symptoms（主訴）	胸痛・ショック
Allergy（アレルギー）	なし
Medication（内服薬）	ディオバン®20mg　1日1回（朝）
Past history & **P**regnancy（既往歴，妊娠の有無）	高血圧/妊娠なし
Last meal（最終食事）	昼食
Events（現病歴）	いまから聴取

b. OPQRSSTT

Onset（発症時間/様式）	突然です．
Palliative/**P**rovocative（誘発因子）	別に何をしているわけではありません．
Quality（痛みの性質）	鈍い感じで，絞めつけられた感じがします．
Region/**R**adiation（部位/放散）	胸の裏と全体が痛いです．背中は痛くありません．肩や歯も痛くありません．呼吸や体位では痛みは変わりません．
Severity（痛みの程度）	痛みの程度は，8/10ぐらいです．
Symptom（随伴症状）	嘔気があります．息は苦しくはないです．おなかも痛みなどはありません．
Time（時間経過）	20分ほど続いています．
Treatment（治療）	薬など何も飲んでいません．

2）フィジカルアセスメント

- 顔面：顔面全体，眼瞼浮腫なし
- 頸部：頸静脈怒張なし，呼吸補助筋の使用なし，皮下気腫なし，気管偏位なし
- 胸部
  呼吸：胸郭の動き左右差なし，呼吸音下肺野に断続性副雑音あり，
  　　　鼓音なし，皮下気腫なし
  心臓：心雑音なし，Ⅲ音なし
- 腹部：腹部膨隆なし，腹膜刺激症状なし，腸蠕動良好
- 下肢：浮腫なし，圧痛なし，ホーマンズ徴候なし，足背動脈触知可，しびれなし
- バイタルサイン：血圧 90/67mmHg（左右差なし），脈拍 105回/分，
　　　　　　　　　呼吸数 20回/分，SpO_2 97%（酸素 2L/分），体温 36.4℃

3) 仮説検証

a. 確定できる疾患予測

急性心筋梗塞
- 発症様式は，突然の発症，胸痛が和らぐことなく20分以上続いており，疼痛部位が胸部全体，胸骨裏の痛みがあります．また，疼痛の程度が，8/10と激しい痛みを訴え，随伴症状では，絞扼感，嘔気があります．身体診察では，下肺野に断続性副雑音が聴取できることから，うっ血性心不全に伴い肺水腫をきたしていると考えられます．動脈硬化の危険因子として，高血圧の既往があります．これらより，「急性心筋梗塞」を考えることができます．

b. 除外できる疾患予測

①急性大動脈解離
- 血圧の左右差がなく，背部痛の訴えがないこと，大動脈解離に伴う脳虚血，腹部，下肢など虚血症状はみられません．

②急性肺塞栓
- 頻呼吸はありますが，酸素投与後に頻呼吸は落ち着き，酸素化も安定に向かっています．DVT（深部静脈血栓症）の所見はみられません．

③緊張性気胸
- 呼吸音は正常であり，左右差がなく，胸郭の動きも正常です．皮下気腫・頸静脈怒張・気管偏位はなく，緊張性気胸を疑う所見はみられません．

検査の準備

- 患者が胸痛を訴える場合は，急変プロトコール（図1）でも示していますが，問診，身体診察の前に，まずは，12誘導心電図の装着を行います．また，末梢静脈路を確保する際に，同時に採血をしておくことで効率よく診療を進めることができます．
- 心筋障害マーカーとしてトロポニンTなどの血液検査は必要です．
- そのほかに，心臓超音波検査，胸部X線検査など確定診断，除外診断として必要な検査の準備を行います．

12誘導心電図の結果

- Ⅱ・Ⅲ・aV_FでST上昇あり（図2）.

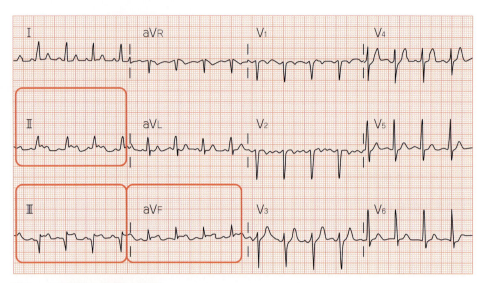

図2 12誘導心電図の結果

6 STEP 4：医師への報告：ISBARC

- 医師への報告については，緊急性が高い場合はSTEP 2の時点でファーストコールしておくことが重要です．状態が安定している場合，もしくは，患者の問題点を明確にした後に，STEP 4として，SBARに沿って報告します．

項目	例
I	2階病棟の看護師の木下です．205号室の吉永さんのことで連絡しています．
S	20分ほど前から胸痛を訴えており，ショックを呈しています．
B	本日，子宮筋腫の手術目的で入院している患者です．現在，胸痛が20分続いており，胸部全体・胸骨裏の痛みがあります．12誘導心電図では，Ⅱ，Ⅲ，aV_FでSTが上昇しています．バイタルサインは，血圧90/67mmHg（左右差なし），脈拍105回/分，呼吸数20回/分，酸素2L/分，SpO₂ 97％，体温36.5℃です．
A	急性心筋梗塞を考えています．
R	すぐに来ていただいてもよろしいでしょうか．
	医師：「では，すぐに行きます．」
C	来ていただけるということで了解いたしました．

B 「胸痛」の急変対応の実際②

1 胸痛の急変プロトコール

● 胸痛の急変プロトコールを図1に示します．アプローチ方法は，STEP 1〜4に準じ，STEP 3において，胸痛の病態の特徴をふまえ，原因検索，そして，検査の準備を行います．その内容について，事例を使ってステップごとに急変対応の実際を解説します．

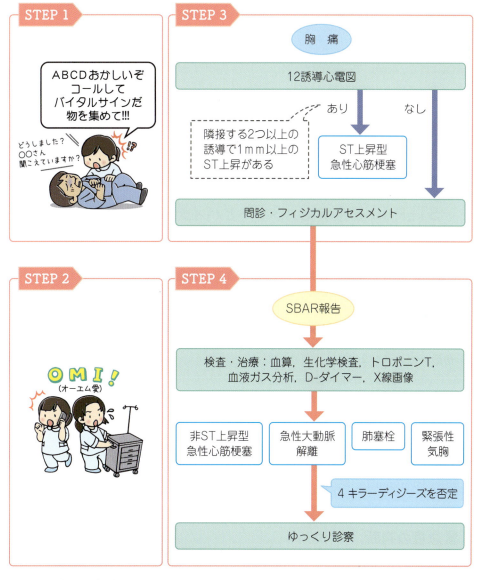

図1　胸痛の急変プロトコール

2　事例紹介

事例

氏　名：坂東　太郎．65歳，男性（6階整形外科病棟：625）
疾患名：変形性膝関節症（右膝関節）
現病歴：8月30日，動作に伴う痛みが強くなり，生活にも支障がでてきたため手術目的で入院となった．入院5日目，人工膝関節全置換術が施行され，術後3日目よりリハビリ（歩行練習）が開始となったが，痛みが強くほとんどの時間をベッド上で過ごしていた．
既往歴：高血圧
内服薬：ディオバン®20mg　1日1回（朝）
アレルギー：なし
ADL：自立／術後にて一部介助
食　事：普通食（塩分制限6g／日）

発症：PM3時にナースコールあり，「胸が苦しい」との訴えあり

3　STEP 1：初期アセスメントとバイタルサイン

- STEP 1では，初期評価のポーズ（119ページ）で，初期アセスメントを行い，緊急度を評価します．また，必要時バイタルサインの測定を行います．

坂東氏の初期アセスメントとバイタルサイン

①初期アセスメント
　A（気道）：胸痛と呼吸困難感の訴えあり．
　B（呼吸）：浅くて，速い，呼吸補助筋の使用あり．
　C（循環）：橈骨動脈触知弱い，速い，皮膚湿潤，冷感あり．
　D（意識）：通常の受け答えである．
②バイタルサイン
　血圧：90/58mmHg，脈拍：122回／分，呼吸数：32回／分，SpO₂：88％，体温：36.5℃

緊急度の判断

- 気道は開通しており，呼吸促迫，呼吸補助筋の使用，SpO₂の低下がみられます．循環では，皮膚湿潤，冷感があり，バイタルサインからもショック状態であることが確認できます．意識は清明です．呼吸，循環に異常を認めるため，緊急度は高いと判断で

きます.

4 STEP 2：救急処置の実践と準備（120ページ，表1）

救急処置の実践

- STEP 1で緊急度が高いと判断した場合は，OMI〔O（酸素投与），M（モニター装着），I（末梢静脈路の確保）〕を実施します．また，ABCの異常に対して，ABCの確保を行う必要があるため，呼吸と循環の異常に対し，酸素投与と末梢静脈路の確保の必要性をアセスメントして実施してもよいです．SpO₂が改善しない場合，リザーバー付きフェイスマスクによる高濃度の酸素投与を考慮します．

救急処置の準備

- 医師が来室した際に，迅速に二次救命処置が実施できるように準備を行います．概念は救急処置の実践と同様，ABCの異常に対して，ABCの確保が必要であるため，気管挿管の準備を行います．
- 循環の異常については，STEP 3で胸痛，ショックの症候の原因検索を行い，循環を維持するための緊急処置を決定します．
- 現段階では，末梢静脈路の確保のみで次のSTEP 3に移行します．

5 STEP 3：原因検索と検査の準備

原因検索（病態の予測）

- 仮説演繹法を使って，臨床推論を行います．今回の事例の症状は，「胸痛」「呼吸困難」「ショック」を呈しており，その症状から仮説形成を行います．
- 胸痛については，キラーディジーズ（見逃してはいけない病態）として，「急性心筋梗塞」「急性大動脈解離」「急性肺塞栓」「緊張性気胸」の疾患を仮説形成することができます．いずれの疾患についても，ショックに陥るリスクの高い疾患であるため，4つの疾患に焦点をあて，問診とフィジカルアセスメントを行います．

1）問診の結果：SAMPLE/OPQRSSTT 聴取

a. SAMPLE

Symptoms（主訴）	胸痛・呼吸困難感・ショック
Allergy（アレルギー）	なし
Medication（内服薬）	ディオバン®20mg×1（朝）
Past history & **P**regnancy（既往歴，妊娠の有無）	高血圧/妊娠なし
Last meal（最終食事）	昼食
Events（現病歴）	いまから聴取

b. OPQRSSTT

Onset（発症時間/様式）	突然です．
Palliative/**P**rovocative（誘発因子）	さきほどはじめてベッド横に置いてもらったトイレに行きましたが，その時からです．
Quality（痛みの性質）	息を吸うときにとくに痛みます．
Region/**R**adiation（部位/放散）	背中は痛くありません．胸が痛いです．あとは右足が痛いです．
Severity（痛みの程度）	痛みの程度は，8/10ぐらいです．
Symptom（随伴症状）	とにかく息が苦しいです．
Time（時間経過）	5分ほど続いています．
Treatment（治療）	薬など何も飲んでいません．

2）フィジカルアセスメント

- 顔面：顔面全体，眼瞼浮腫なし
- 頸部：頸静脈怒張あり，呼吸補助筋の使用あり，皮下気腫なし，気管偏位なし
- 胸部
  呼吸：胸郭の動き左右差なし，右肺野で軽度の連続性ラ音（喘鳴）を聴取
  　　　鼓音なし，皮下気腫なし
  　心臓：心雑音なし，Ⅲ，Ⅳ音なし
- 腹部：腹部膨瘤なし，腹膜刺激症状なし，腸蠕動良好
- 下肢：ホーマンズ徴候あり，浮腫なし，圧痛なし，足背動脈触知可，しびれなし
- バイタルサイン：血圧 90/58mmHg（左右差なし），脈拍 124回/分，呼吸数 30回/分，
  　　　　　　　　SpO_2 92％（酸素10L/分），体温 36.5℃

3）仮説検証

a. 確定できる疾患予測

急性肺血栓塞栓症
- 発症様式は，突然の発症，呼吸困難を伴っていてとくに吸気時の胸痛が強いです．身体所見では頻呼吸，頻脈，血圧低下，頸静脈怒張（右心不全徴候）を認め，ショック状態です．発症の誘因は，術後初回のポータブルトイレの使用時であり，ホーマンズ徴候が陽性であることから，深部静脈血栓症（DVT）による「急性肺血栓塞栓症」が考えられます．

b. 除外できる疾患予測

①急性心筋梗塞
- 発症様式は，突然の発症ですが，12誘導心電図においてST変化は認めません．絞扼感や灼熱感，放散痛もなく，痛みの性質が異なります．

②急性大動脈解離
- 血圧の左右差がなく，背部痛の訴えがないこと，大動脈解離に伴う脳虚血，腹部，下肢など虚血症状は見られません．

③緊張性気胸
- 呼吸困難と頸静脈怒張を伴いますが，呼吸音減弱や左右差がなく，胸郭の動きも正常です．皮下気腫・気管偏位なく，身体所見から緊張性気胸を疑いにくいです．

検査の準備

- 患者が胸痛を訴える場合は，急変プロトコール（図1）でも示していますが，問診，身体診察の前に，まずは12誘導心電図を行います．また，末梢静脈路を確保する際に，同時に採血を行っておくことで効率よく診療を進めることができます．
- 血液検査では，心筋障害マーカーとしてトロポニンTやCK（クレアチンキナーゼ），肺塞栓症を疑う場合はD-ダイマーなどの検査が必要となります．
- そのほかに，心臓超音波検査，胸部X線検査など確定診断，除外診断として必要な検査の準備を行います．

12誘導心電図の結果

- Ⅱ・Ⅲ・aV_FでST上昇なし．
- 急性肺血栓塞栓症の場合，Ⅰ誘導での深いS波，Ⅲ誘導での異常Q波，陰性T波，または右室胸部誘導V_1〜V_3の陰性T波を認める場合があります．

6　STEP 4：医師への報告：ISBARC

- 医師への報告については，緊急性が高い場合はSTEP 2の時点でファーストコールしておくことが重要です．状態が安定している場合，もしくは，患者の問題点を明確にした後に，STEP 4として，SBARに沿って報告します．

項目	例
I	6階病棟の看護師の福山です．625号室の坂東さんのことで連絡しています．
S	5分ほど前から胸痛と呼吸困難を訴えており，ショックを呈しています．
B	本日，変形性膝関節症で人工膝関節置換後3日目の患者です．術後はじめてポータブルトイレを使用した際に胸痛と呼吸困難が出現しています．12誘導心電図では明らかなST変化は認めていませんが，ホーマンズ徴候陽性です．バイタルサインは，血圧90/58mmHg（左右差なし），脈拍122回/分，呼吸数30回/分，酸素10L/分でSpO$_2$ 92％，体温36.5℃です．
A	急性肺血栓塞栓症を考えています．
R	すぐに来ていただいてもよろしいでしょうか．
	医師：「では，すぐに行きます．」
C	来ていただけるということで了解いたしました．

C 「呼吸困難」の急変対応の実際①

1 呼吸困難の急変プロトコール

- 呼吸困難の急変プロトコールを図1に示します．アプローチ方法は，STEP 1～4は変わりありませんが，STEP 3において，呼吸困難の病態の特徴をふまえ，原因検索，そして，検査の準備を行います．その内容について，事例を使ってステップごとに急変対応の実際を解説します．

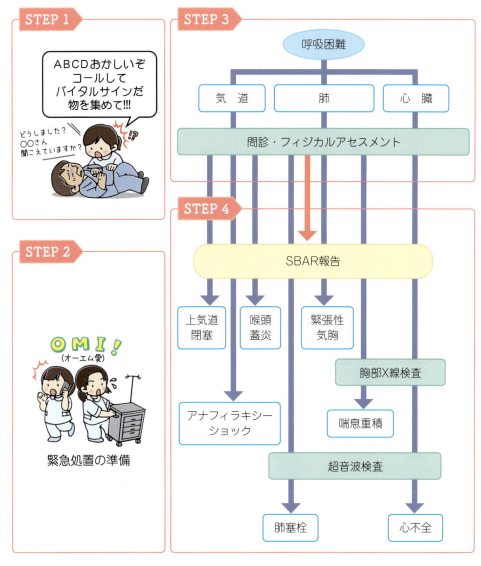

図1　呼吸困難の急変プロトコール

2　事例紹介

事例

氏　名：坂東　二郎．65歳，男性（3階整形外科病棟：305）
疾患名：右大腿骨頸部骨折
現病歴：8月30日，自宅にて転倒，歩行困難となり救急車を要請し来院．X線検査にて上記診断となり，手術目的で入院となる．
既往歴：とくになし　腰痛発症時に鎮痛薬を服用し，「咳が出る・呼吸困難」症状が出たことがある．
内服薬：なし
アレルギー：なし
ADL：元々は自立（現在は一部介助）
食　事：普通食
入院時疼痛指示：ロキソプロフェン錠60mg　1回1錠，1日3回まで
発　症：入院翌日（9月1日）PM4時に疼痛の増強があり，指示薬（ロキソプロフェン錠1錠）を服用．

発症：PM5時にナースコールあり，「呼吸が苦しい」との訴えあり

3　STEP 1：初期アセスメントとバイタルサイン

● STEP 1では初期評価のポーズ（119ページ）で初期アセスメントを行い，緊急度を評価します．また，必要時バイタルサインの測定を行います．

坂東氏の初期アセスメントとバイタルサイン

①初期アセスメント

A（気道）：咳をしており，呼吸困難の訴えあり．
B（呼吸）：浅くて，速い．呼気時に喘鳴あり．
C（循環）：橈骨動脈触知良好，脈拍やや速い，皮膚湿潤・冷感なし．
D（意識）：通常の受け答えである．

②バイタルサイン

血圧：118/56mmHg，脈拍：112回/分，呼吸数：34回/分，SpO$_2$：90%，体温：36.5℃

緊急度の判断

- 咳嗽はみられますが気道は開通しており，促迫な呼吸と喘鳴，SpO₂の低下がみられます．循環は，やや頻脈ですが皮膚の湿潤や冷感は見られません．意識は清明です．呼吸に問題があるとアセスメントし，緊急度は高いと判断します．

4 STEP 2：救急処置の実践と準備（120ページ，表1）

救急処置の実践

- STEP 1で緊急度が高いと判断した場合は，STEP 2で救急処置を実施します．緊急度が高いということは，ABCDのいずれかもしくは複数に異常があったということであり，処置が必要となる可能性が高いです．看護師が実施できる救急処置は，呼吸と循環の異常に対して，酸素投与，心電図モニター装着，末梢静脈路の確保であり，これをO（酸素），M（モニター），I（末梢静脈路の確保）と覚えるとよいでしょう．SpO₂が改善しない場合は，リザーバー付きフェイスマスクによる高濃度の酸素投与を考慮します．

救急処置の準備

- 医師が来室した際に，迅速に二次救命処置が実施できるように準備を行います．概念は救急処置の実践と同様，ABCの異常に対して，ABCの確保が必要であるため，気管挿管の準備を行います．STEP 3で呼吸困難の原因検索を行い，必要となる緊急処置を決定します．
- 現段階では，呼吸困難の原因となっている病態の予測が十分できていないため，心電図モニター・パルスオキシメーターを装着し，酸素投与と末梢静脈路の確保のみで次のSTEP 3に移行します．

5 STEP 3：原因検索と検査の準備

原因検索（病態の予測）

- 仮説演繹法を使って，臨床推論を行います．今回の事例の症状は，「呼吸困難」を呈しており，その症状から仮説形成を行います．
- 呼吸困難については，キラーディジーズ（見逃してはいけない病態）として，気道に関連した「気道異物」「アナフィラキシーショック」「喉頭蓋炎」，肺に関連した「緊張性気胸／気胸」「肺塞栓」「喘息重積」，心臓に関連した「心不全」などの疾患を仮説形成することができます．しかし，7個の仮説形成はむずかしいため，STEP 1でABCの異常をとらえた場合は，呼吸困難と喘鳴や，呼吸困難とショックなど，組み

合わせた形で，仮説形成することで，7つの疾患をさらに絞ることができます．その
なかで，問診，身体所見から検証していき，病態を予測していきます．
- 病態の予測ができたら，STEP 4で，SBARに沿って医師へコールし，検査や二次救
命処置の準備を行います．
- いずれの疾患においても，ショックに陥るリスクの高い疾患であるため，7つの疾患
に焦点をあて，問診とフィジカルアセスメントを行います．

1）問診の結果：SAMPLE/OPQRSSTT 聴取

a. SAMPLE

Symptoms（主訴）	呼吸困難感・ショック
Allergy（アレルギー）	なし
Medication（内服薬）	なし
Past history & **P**regnancy（既往歴，妊娠の有無）	とくになし 以前，腰痛発症時に鎮痛薬を服用し，今回と同様の「咳が出る・息が苦しくなる」症状が出た
Last meal（最終食事）	昼食
Events（現病歴）	自宅にて転倒．右大腿骨頸部骨折と診断とされ，手術目的で入院となる

b. OPQRSSTT

Onset（発症時間/様式）	痛み止めを飲んで1時間位経ってからです．
Palliative/**P**rovocative（誘発因子）	わかりません．
Quality（痛みの性質）	息を吐くときに苦しいです． （呼気時に努力様の呼吸あり）
Region/**R**adiation（部位/放散）	（該当なし）
Severity（痛みの程度）	痛みの程度は，1/10ぐらいです．
Symptom（随伴症状）	咳が出て息が苦しいです．
Time（時間経過）	時間が経つごとに悪化しています．
Treatment（治療）	1時間前に痛み止めを飲みましたが，他はとくにしていません．

2）フィジカルアセスメント

- 顔面：顔面全体および眼瞼に浮腫なし
- 頸部：呼吸補助筋の使用なし，頸静脈の怒張なし，気管偏位なし
- 胸部

    呼吸：胸郭の動き左右差なし

       呼吸音：高調性連続性副雑音（喘鳴；wheeze）

       鼓音なし，皮下気腫なし

       呼気延長あり，喘鳴あり

    心臓：心雑音なし
- 腹部：腹部膨隆なし，腹膜刺激症状なし，腸蠕動異常なし
- 下肢：浮腫・腫脹なし，足背動脈触知可，しびれなし

    骨折部位の痛みはあったが，鎮痛薬の服用により症状は軽快
- バイタルサイン：血圧：126/60mmHg（左右差なし），脈拍：118回/分，呼吸数：32回/分，SpO_2：90％，体温：36.0℃
- 身体表面：発疹・膨隆疹・紅斑なし

3）仮説検証

a. 確定できる疾患予測

喘息重積発作（NSAIDsによるアスピリン喘息）

- 呼吸困難・頻呼吸があり，呼気延長や喘鳴も聞かれることから，症状は喘息発作と合致しています．しかし，坂東氏には喘息の既往歴がありません．よって，喘息症状を引き起こした原因を考える必要があります．
- 坂東氏は転倒して大腿骨を骨折し，手術を控えている状況です．現病歴からは呼吸困難を引き起こす直接的な原因はありませんが，呼吸困難を発症する1時間ほど前にロキソプロフェン錠を服用しています．ロキソプロフェンはNSAIDs（非ステロイド抗炎症薬）です．
- 喘息の既往があり，普段の喘息症状のコントロールが不十分な場合や喘息発作をくりかえしている重症症例では，NSAIDsを服用することで喘息発作が誘発されると非常に重篤な発作につながりやすいです．坂東氏は喘息の既往はありませんが，以前にも鎮痛薬を服用して咳が出る・呼吸困難という症状を経験していることから，そのときもNSAIDsを服用し，NSAIDs過敏症状としてアスピリン喘息を発症していたと考えます．

b. 除外できる疾患予測

①上気道閉塞（気道異物・喉頭蓋炎・アナフィラキシーショック）

- 会話はできており，チョーキングサイン（のどをかきむしるような仕草）はみられません．また，急激な吸気性喘鳴（ストライダー）もみられません．皮膚の瘙痒感，紅斑，蕁麻疹などの症状もなく，バイタルサインや身体所見にショック徴候を示すものはなく，アナフィラキシーショックも考えにくいです．

②肺塞栓
- 入院後安静臥床をしているため,リスクはあります.
- 下肢の痛みに対して鎮痛薬を服用しているが,骨折部位の痛みのみで胸痛の訴えは聞かれません.下肢に浮腫・腫脹はなく,疼痛も骨折部位以外に認めないため,下肢深部静脈血栓の可能性は低いです.

③緊張性気胸/気胸
- 高調性連続性副雑音が聴取されているが両側の呼吸音は聴診できており,胸郭の動きも正常です.皮下気腫・気管偏位・鼓音もなく,緊張性気胸を疑う所見はみられません.

検査の準備

- 呼吸困難を発症した際に緊急で行う検査はいくつかあります.そこで,呼吸(気道・肺),循環(肺・心臓)とそれぞれ分けると,より迅速に検査やその準備が可能となります.
- 末梢静脈路を確保する際に,同時に採血を行っておくことで効率よく診療を進めることができます.
- そのほかに,血液ガス分析,12誘導心電図,心臓超音波検査,胸部X線検査など,確定診断や除外診断として必要となる検査の準備を行います.

薬剤の準備

- NSAIDs使用後数時間は急速に症状が悪化しやすいため,迅速な対応が必要です.
- アスピリン喘息に対する薬剤投与は,アドレナリンが有効です.ステロイドを急速静注することは,発作の悪化をきたしやすいため禁忌とされています.アドレナリンは筋肉内注射による投与がもっとも即効性があるため,0.1〜0.3mLの筋肉注射を試みます.アドレナリンは喘息症状だけでなくNSAIDs過敏症状に奏効するため,積極的に用います.
- アスピリン喘息は,喘息重積発作同様に緊急を要する病態のため,薬剤の使用を優先させる必要があります.早い段階で医師が診察し,静脈路を確保する前にアドレナリン投与を優先的に行うように指示する可能性が高いです.

6　STEP 4：医師への報告：ISBARC

- 医師への報告については，緊急性が高い場合はSTEP 2の時点でファーストコールしておくことが重要です．そして，STEP 3でアスピリン喘息を予測した時点でその内容を報告することで，早期に診察の依頼と薬剤の投与を行うことが可能となります．
- 状態が安定している場合，もしくは，患者の問題点を明確にした後に，STEP 4として，SBARに沿って報告します．

項目	例
I	3階病棟の看護師の高橋です．305号室の坂東さんのことで報告です．
S	1時間位前に下肢の痛みに対してロキソプロフェン錠を服用し，現在，呼吸困難を訴えています．
B	右大腿骨頸部骨折のため昨日入院した患者です．呼吸困難が続いており，SpO_2の低下が見られます．呼気延長と喘鳴が聴かれます．バイタルサインは，血圧126/60mmHg（左右差なし），脈拍118回/分，呼吸数32回/分，SpO_2 90％，体温36.0℃です． 問診をしたところ，以前にも鎮痛薬を服用し，呼吸困難を起こしていました．
A	喘息の既往はありませんが，ロキソプロフェンを服用したことによるアスピリン喘息が考えられます．
R	すぐに来ていただいてもよろしいでしょうか．酸素を開始します．
	医師：「では，すぐに行きます．酸素フェイスマスク4L/分で始めてください」 　　　「アドレナリンを投与できるように準備しておいてください」
C	酸素4L/分ですね．アドレナリンも準備しておきます．来ていただけるということで了解いたしました．

| Column | **NSAIDs** |

- NSAIDs（non-steroidal anti-inflammatory drugs）は，抗炎症作用，鎮痛作用，解熱作用を有する薬剤の総称です．一般的には，疼痛や発熱の治療に使用される解熱鎮痛薬とほぼ同義語として用いられています．代表的なNSAIDsとして以下があり，ピリン系・非ピリン系に分類されます．

表　代表的なNSAIDs製剤

ピリン系	非ピリン系
アスピリン（バファリン®など） アセトアミノフェン（アンヒバ®，カロナール®など） ロキソプロフェン（ロキソニン®など） ジクロフェナク（ボルタレン®など） インドメタシン（インダシン®など） メフェナム酸（ポンタール®など）	スルピリン（メチロン®など）

解熱鎮痛薬（NSAIDs）による蕁麻疹／血管浮腫

- 解熱鎮痛薬を使用後，数分後から遅発性で半日くらい経過して，膨隆疹や瘙痒感を伴う蕁麻疹，唇や眼瞼，顔面がむくむような副作用があった場合，解熱鎮痛薬による蕁麻疹や血管浮腫の可能性があります．原因はさまざまですが，薬が原因となる場合があり，なかでも解熱鎮痛薬が影響していることが多いといわれています．

- 普段まったく症状がなく，解熱鎮痛薬を服用したときに蕁麻疹や血管浮腫が出る場合もあります．一般には，効果の強い解熱鎮痛薬ほどこのような副作用が起こりやすいといわれています．皮膚症状だけでなく，気道狭窄や閉塞，呼吸困難，咳嗽などのアナフィラキシー症状や，腹痛や吐き気，下痢などの消化器症状が出ることもあり，重篤な副作用を引き起こす可能性があります．よって，過去に解熱鎮痛薬で蕁麻疹や血管浮腫を発症した既往がある場合は，服薬に際して十分な注意が必要です．

- また，以前に解熱鎮痛効果を含む湿布薬でかぶれたことがある場合は，同成分の解熱鎮痛薬でも副作用が現れる危険性があります．飲み薬だけでなく，坐薬や貼付剤を使用する場合も注意しましょう．

D 「呼吸困難」の急変対応の実際②

1 呼吸困難の急変プロトコール

- 呼吸困難の急変プロトコールを図1に示します．アプローチ方法は，STEP 1〜4は変わりありませんが，STEP 3において，呼吸困難の病態の特徴をふまえ，原因検索，そして，検査の準備を行います．その内容について，事例を使ってステップごとに急変対応の実際を解説します．

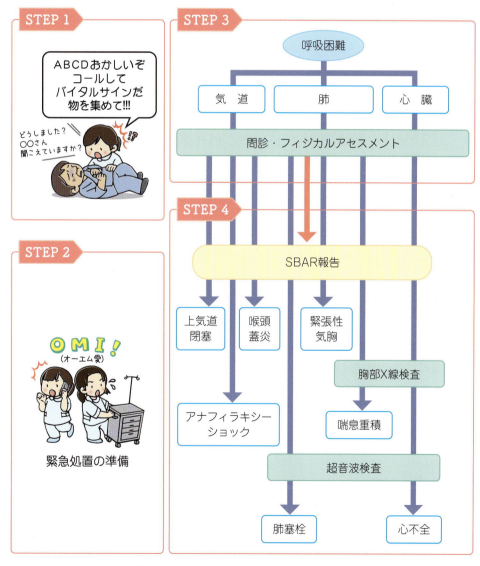

図1　呼吸困難の急変プロトコール

2　事例紹介

事例

氏　名：中井　正子．78歳，女性（4階外科病棟：407）
疾患名：急性虫垂炎
現病歴：9月9日腹痛があり，救急外来来院する．上記診断され，手術目的で入院となる．
既往歴：高血圧，糖尿病
内服薬：ディオバン®20mg　1日1回（朝），アマリール®1mg　1日1回（朝）
アレルギー：なし
ADL：自立
食　事：普通食（入院後は絶飲食）

発症：9月11日PM5時ごろナースコールあり，「息が苦しい」との訴えあり

3　STEP 1：初期アセスメントとバイタルサイン

- STEP 1では，初期評価のポーズ（119ページ）で初期アセスメントを行い，緊急度を評価します．また，必要時バイタルサインの測定を行います．

中井氏の初期アセスメントとバイタルサイン

①初期アセスメント
　A（気道）：呼吸困難の訴えあり．ベッドの頭側の挙上を希望している．
　B（呼吸）：浅い，速い，呼吸補助筋の使用あり．
　C（循環）：橈骨動脈触知弱い，速い，皮膚湿潤，冷感あり．
　D（意識）：受け答えは可能である．

②バイタルサイン
　血圧：88/42mmHg，心拍数：152回/分，呼吸数：34回/分，SpO₂：87％（room air下），体温：36.3℃

緊急度の判断

- 初期アセスメントおよびバイタルサインでは，気道は開通しているが，呼吸は促迫で呼吸補助筋を使用しており，SpO₂の低下がみられます．循環は，橈骨動脈の触知が弱くて速く，皮膚の湿潤と冷感が見られ，バイタルサインからもショック状態であることが確認できます．意識は清明であるため，呼吸，循環に異常を認めると評価し，緊急度は高いと判断できます．

4 STEP 2：救急処置の実践と準備（120ページ，表1）

救急処置の実践

- STEP 1で緊急度が高いと判断した場合は，STEP 2で救急処置を実施します．緊急度が高いということは，ABCDのいずれかもしくは複数に異常があったということであり，処置が必要となる可能性が高いです．看護師が実施できる救急処置は，呼吸と循環の異常に対して，酸素投与，心電図モニター装着，末梢静脈路確保であり，これをO（酸素）M（モニター）I（末梢静脈路の確保）と覚えるとよいでしょう．SpO_2が改善しない場合は，リザーバー付きフェイスマスクによる高濃度の酸素投与を考慮します．

救急処置の準備

- 医師が来室した際に，迅速に二次救命処置が実施できるように準備を行います．これは，救急処置の実践と同様，ABCDの異常に対して，安定化または悪化防止を予防するためにABCを確保する必要があるためです．気道の確保が必要な場合は，気管挿管の準備を行います．呼吸の異常に対しては，酸素投与だけで対処できない場合は，バッグバルブマスクを用いた補助換気が必要となります．そして，病態によっては，気管挿管による人工呼吸管理より侵襲が少ないNIPPV（non-invasive positve pressure ventilation）を選択する場合もあるため，機器の準備を行うことも必要となります．循環の異常については，STEP 3で呼吸困難，ショックの症候の原因検索を行い，呼吸の安定と循環を維持するための緊急処置を決定することになります．現段階では，末梢静脈路の確保のみで次のSTEP 3に移行します．

5 STEP 3：原因検索と検査の準備

原因検索（病態の予測）

- 仮説演繹法を使って，臨床推論を行います．
- 本事例の症状は「呼吸困難」で，「ショック」状態です．これらの情報から仮説形成を行います．呼吸困難のキラーディジーズ（見逃してはいけない病態）には，気道，肺，心臓に関連したものがあげられ，これらを仮説形成します（**表1**）．しかし，7疾患の仮説形成をすべて行うと時間を要するため，STEP 1でB（気道）とC（循環）の異常をとらえたため，呼吸困難と喘鳴や，呼吸困難とショックなど，症状・症候を組み合わせた形で仮説形成することで，キラーディジーズの予測や除外が可能となります．そして，問診，身体所見から検証し，病態を予測します．
- 病態の予測ができたら，STEP 4で，SBARに沿って医師へ報告し，検査や二次救命処置の準備を行います．

表1 呼吸困難/短時間で心停止に至る疾患(キラーディジーズ)

部位	疾患
気道	気道遺物,アナフィラキシーショック,喉頭蓋炎
肺	緊張性気胸/気胸,肺塞栓,喘息重積
心臓	心不全

● 本来,呼吸困難にいたる疾患は多数存在するが,キラーディジーズは時間経過のなかで適切な介入がなかった場合にショックに陥るリスクの高い疾患であるため,7つの疾患に焦点をあて,問診とフィジカルアセスメントを行うとよいです.

1) 問診の結果:SAMPLE/OPQRSSTT 聴取

a. SAMPLE

Symptoms(主訴)	呼吸困難感・ショック
Allergy(アレルギー)	なし
Medication(内服薬)	ディオバン®20mg 1日1回(朝) アマリール®1mg 1日1回(朝)
Past history & **P**regnancy（既往歴,妊娠の有無）	高血圧,糖尿病,かかりつけ医に「心臓がわるい」といわれたことがある
Last meal(最終食事)	絶食中
Events(現病歴)	息が苦しくなってきた

b. OPQRSSTT

Onset(発症時間/様式)	寝ていたら,30分くらい前から苦しくなり,10分くらい前にひどくなりました.
Palliative/**P**rovocative（誘発因子）	わかりません.
Quality(痛みの性質)	苦しくてしかたありません.
Region/**R**adiation（部位/放散）	胸も少し痛いです.
Severity(痛みの程度)	痛みの程度は,胸部:2/10,腹部:0/10ぐらいです.
Symptom(随伴症状)	痰がでます.
Time(時間経過)	ひどくなっています.
Treatment(治療)	薬は何も飲んでいません.

2）フィジカルアセスメント

- 顔面：顔面・眼瞼浮腫なし
- 頸部：頸静脈怒張なし，呼吸補助筋使用なし，皮下気腫なし，気管偏位なし
- 胸部
  呼吸：胸郭の動き左右差なし，鼓音なし，皮下気腫なし，喘鳴なし，痰がらみあり
   呼吸音：下肺野断続性副雑音（水泡音）
  心臓：Ⅲ音あり
   モニター心電図波形：洞性頻脈，VPC頻発
- 腹部：腹部膨瘤なし，腸蠕動異常なし
- 下肢：下腿浮腫あり（手術前よりあり），足背動脈触知弱い，足趾チアノーゼあり
- バイタルサイン：血圧：88/42mmHg（左右差なし），心拍数：152回/分，呼吸数：34回/分，SpO_2：87％（room air下），体温：36.3℃
- 水分出納：輸液量 80mL/時（total 2,000mL/日），尿量 300mL/16時間（0〜16時）

3）仮説検証

a. 確定できる疾患予測

心不全

- 発症様式は，安静臥床中に30分くらい前から呼吸困難が出現し，10分くらい前から増悪しています．
- 呼吸困難をきたす疾患は多数ありますが，中井氏のフィジカルアセスメントを行うと，頸部には問題となる所見はみられませんが，呼吸に関しては，頻呼吸，SpO_2値の低下，肺野の断続性副雑音（水泡音）が聴取できます．また，心音でⅢ音が聴取されることから，心室が拡大し，心室壁の伸展性が低下して血液が急速に流入したときの衝撃を抑えることができない状態になっていると考えます．また，頻脈，血圧低下，尿量減少など，心拍出量が減少している所見もみられ，左心不全症状がみられていると考えます．
- 下腿の浮腫については，手術前より存在しており，かかりつけ医から心臓がわるいという指摘も受けていたことから，心不全も既往にあったのではないかと予測できます．以上より，術後の輸液量（2,000mL/日）は，中井氏には過剰負荷となっており，心不全症状が増悪したと考えます．

b. 除外できる疾患予測

①上気道閉塞（喉頭蓋炎・アナフィラキシーショック）

- 食事中の急変ではなく，痰が多い所見もないため，気道異物による窒息は考えにくいです．また，チョーキングサインや急激な吸気性喘鳴（ストライダー）もみられません．そして，皮膚の瘙痒感，紅斑，膨隆疹，蕁麻疹などの皮膚症状も見られず，絶食中で経口摂取していないことや抗生物質投与後の症状の発生でないことから，喉頭蓋炎やアナフィラキシーなどの上気道閉塞は除外できます．

②喘息重積発作
- 呼吸困難の訴えと頻呼吸がみられます．しかし，喘息重積発作の典型的症状である，呼気延長，喘鳴は聞かれません．喘息の既往がなく，誘発要因の1つである感冒様症状もないため，喘息重積発作は除外できます．

③緊張性気胸
- 呼吸音は，副雑音が聴かれるものの左右差はなく，胸郭の動きも左右差はみられません．
- また，鼓音，皮下気腫，気管偏位など緊張性気胸を疑われる所見はみられませんので，緊張性気胸は除外できます．
- もしも，緊張性気胸が疑われるときは，迅速に気胸を介助する処置（胸腔穿刺・胸腔ドレナージ）を実施しないと，心停止に陥る危険があります．

④肺塞栓
- 現在は頻脈ですが，脳梗塞，心筋梗塞，心房細動などの既往はなく，抗凝固薬の服用歴もありません．そして，発症様式は安静臥床中であり，離床・歩行開始時ではありません．
- また，胸痛を訴えているが痛みの程度は強度ではなく，下肢に浮腫はあるが，疼痛はみられないことから，下肢深部静脈血栓の可能性は低いです．

検査の準備

- 呼吸困難を発症した際に緊急で行う検査はいくつかあります．そこで，呼吸（気道・肺），循環（肺・心臓）とそれぞれ分けると，より迅速に検査やその準備が可能となります．
- また，循環に関しては，虚血性心疾患，心血管系疾患で検査の種類が異なります（**表2**）．

表2　呼吸困難時に必要となる検査

疑っている疾患	必要な検査
呼吸器系疾患	採血，胸部X線検査，胸部CT検査
虚血性心疾患	採血，12誘導心電図，心臓超音波検査，心臓カテーテル検査，胸部X線検査
心血管系疾患	採血，12誘導心電図，心臓超音波検査，胸腹部CT検査

①採血
- STEP 2で末梢静脈路を確保する際に，同時に採血を行っておくことで効率よく診療を進めることができます．
- 心不全の確定診断に用いられる血液検査項目は，心臓に関与する重要なホルモンのナトリウム利尿ペプチドです．主に心房で合成されるANP（心房性ナトリウム利尿ペプチド），主に心室で合成されるBNP（脳性ナトリウム利尿ペプチド），血管壁の平滑筋細胞に関与するCNP（C型ナトリウム利尿ペプチド）があり，日本では急性心不全の治療薬としてANPが，心不全の診断と重症度評価に血中BNP濃度が計測されて

います．
- 心不全は，虚血性心疾患が原因で発症している場合もあります．心筋梗塞や狭心症などの虚血性心疾患を除外するために，白血球，トロポニン，CK（クレアチンキナーゼ），CK-MB，白血球，AST，LDH，CRP（C反応性タンパク）なども検査します．
- また，動脈血ガスを採取し，呼吸（ガス交換），肺における酸素化，体内の酸・塩基平衡を評価します．酸素化を評価し，低酸素血症や高二酸化炭素血症があれば，人工呼吸器による強制換気や補助換気などが必要となります．

②画像検査
- 心電図検査は，12誘導心電図で評価ができ，左室肥大，心房負荷，伝導障害，突然死の原因になりうる心室性不整脈を同定することができます．
- 胸部X線像では，心胸郭比，心陰影，肺うっ血，肺水腫，胸水貯留などを心不全の所見を評価することができます．
- 心臓超音波検査は，心臓の動き，心臓のサイズの計測，心臓の形態や弁の機能を判定することができます．

6 STEP 4：医師への報告：ISBARC

- 医師への報告については，緊急性が高く緊急処置が必要な場合は，STEP 2でファーストコールしておく必要があります．
- 緊急処置を要さない，もしくは事前に出ている指示の内容で対応した後にSTEP 4として，SBARに沿って報告します．

項目	例
I	4階病棟看護師の菊長です．407号室の中井正子さんのことで報告です．
S	ショック状態で呼吸困難を訴えています．
B	急性虫垂炎で昨日虫垂切除を行った患者です．30分ほど前より呼吸困難を自覚し，10分程前より症状が増悪したと訴えており，現在，酸素5L/分でSpO₂ 92％，呼吸数24回/分，血圧88/42mmHg，脈拍152回/分です．VPC（心室期外収縮）が頻発しています．
A	現在の心電図は洞調律ですが，頻脈です．12誘導心電図では明らかなST変化はわかりません．血圧が低下しており，尿量の減少も認めるため，急性心不全を起こしていると思います．
R	血液検査と心エコーの準備はしています．
	医師：「すぐに行くので，そのまま観察を続けておいてください．X線検査のオーダーを入れますので，放射線科技師へ連絡してください」
C	わかりました．放射線技師へ連絡します．すぐに来ていただけるということで観察を続けます．

E 「腹痛」の急変対応の実際①

1 腹痛の急変プロトコール

● 腹痛の急変プロトコールを**図1**に示します．アプローチ方法はSTEP 1〜4に準じます．STEP 1で緊急度の判断を行い，緊急度が高ければ，医師，ほかの看護師へコールし，STEP 2で，必要物品を集めて，OMIを開始します．STEP 3での対応として，腹痛の病態の特徴をふまえ，問診，腹部のフィジカルアセスメントを行い原因検索します．STEP 4でSBARに沿って医師へコールし，検査や二次救命処置の準備を行います．その内容について，事例を使ってステップごとに急変対応の実際を解説します．

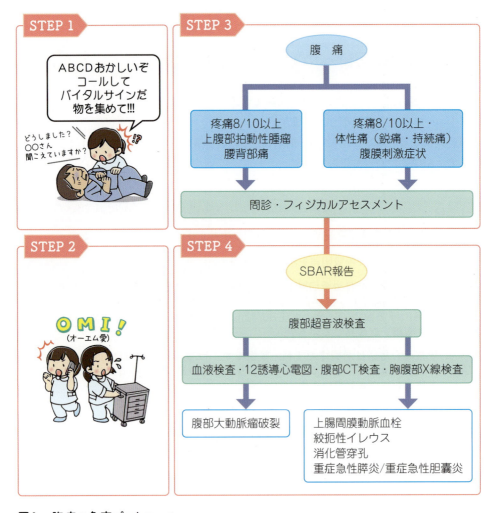

図1　腹痛の急変プロトコール

2　事例紹介

事例

氏　名：栗山　絵里奈．34歳，女性（夜間外来）
現病歴：昨日から心窩部の痛みと吐き気が出現．様子をみていたが，耐えがたい腹痛とくりかえす嘔吐があり，家族の運転する自家用車で来院．

発症：4月25日AM2時，夜間外来を受診，最初の痛みは24日の朝方

3　STEP 1：初期アセスメントとバイタルサイン

- STEP 1では，初期評価のポーズ（119ページ）で初期アセスメントを行い，緊急度を評価する．

栗山氏の初期アセスメント

①初期アセスメント
A（気道）：通常会話可能．
B（呼吸）：促迫．
C（循環）：橈骨動脈触知良好．脈は速い．四肢末梢は温かい．
D（意識）：通常会話可能．

②バイタルサイン
血圧：90/60mmHg，脈拍：120回/分，呼吸数：34回/分，SpO$_2$：97％，体温：38.8℃．

緊急度の判断

- 初期アセスメントでは，気道は開通していますが，呼吸は早く，循環も頻脈が認められます．
- 呼吸促迫と頻脈からショックを疑い，緊急度は高いと判断します．
- 緊急度が高いため，第1発見者はその場から離れず，すみやかに応援要請し，酸素，心電図モニター，救急カートなどの必要資器材を要請します．

4 STEP 2：救急処置の実践と準備（120ページ，表1）

救急処置の実践

- モニターを装着し（M），バイタルサインを測定します．SpO$_2$は維持されていますが，ショック症状があるため鼻カニューレ3L/分で酸素投与（O）します．循環異常もあるため，末梢静脈路の確保（I）が必要と判断します．

救急処置の準備

- 救急カートを用意し，A：気道（気管挿管チューブ，エアウェイ，吸引など），B：呼吸（種々の酸素マスク，バッグバルブマスク，ジャクソンリース），C：循環（輸液，昇圧薬など）の管理，処置ができるように準備を進めます．
- ショックが遷延する場合は気管挿管も念頭におきます．

5 STEP 3：原因検索と検査の準備

原因検索

- バイタルサインを継続的に観察し，問診が可能であれば，必要最低限の問診を行います．問診から，腹痛の部位を特定し，部位ごとの考えられる疾患を予想していく必要があります．
- 腹部の観察時は，右手で触診を行う場合は患者の右側に立ち，視診，聴診，触診，打診を行います．
- 視診では，心窩部から鼠径までの外表所見を観察し，膨満，腹部の手術痕，皮膚色，ヘルニアなどの観察を行います．
- 聴診は，緊急度の高い腹部疾患の原因検索では限定的であり，聴取時間を延長しないように気をつけます．聴診の際は，1ヵ所のみの部位で十分です．
- 触診と打診は愛護的に行い，特徴的な徴候の有無を把握していきます．腹膜刺激症状を観るときは，患者の両膝を曲げて腹壁の緊張を取るような体位で行います．

1) 問診の結果：SAMPLE/OPQRSSTT

a. SAMPLE

Symptoms（主訴）	激しい腹痛とくりかえす嘔吐
Allergy（アレルギー）	なし
Medication（内服薬）	なし
Past history & **P**regnancy（既往歴，妊娠の有無）	妊娠歴，妊娠の可能性なし
Last meal（最終食事）	昨日の昼食．デパートの地下で買ったお弁当を少し
Events（現病歴）	昨日から心窩部の痛みと吐き気が出現．様子をみていたが，耐えがたい腹痛とくりかえす嘔吐があり，家族の運転する自家用車で来院

b. OPQRSSTT

Onset（発症時間/様式）	激しい腹痛とくりかえす嘔吐があります．
Palliative/**P**rovocative（誘発因子）	歩くと響くような腹痛があります．
Quality（痛みの性質）	胃痛と思っていたが，右下腹部が痛くなってきました．
Region/**R**adiation（部位/放散）	叩くとおなか全体に響きます．
Severity（痛みの程度）	痛みの程度は，8/10ぐらいです．
Symptom（随伴症状）	嘔吐
Time（時間経過）	心窩部痛出現から12時間です．
Treatment（治療）	胃薬を飲みました．

- このほか，排便状況は便秘がちで，最終排便は3日前でした．

2) フィジカルアセスメント

- 血圧：90/60mmHg，脈拍：120回/分（正），呼吸数：34回/分，SpO$_2$：97%，体温：38.8℃
- 右下腹部の圧痛，反跳痛あり．
- 12誘導心電図，ST変化なし．

病態予測

- 右下腹部の圧痛と反跳痛が認められ，心窩部から右下腹部へ移動する痛みのエピソードに加え，発熱も認められることから虫垂炎が疑わしいです（虫垂炎の右下腹部痛の感度は84％であり，反跳痛は63％です[1]）．
- ただし，血圧の低下，脈拍数の上昇があるためショックを疑っており，ショックの原因を考えていきます．ショックに特徴的な末梢の冷感は認められません．逆に，末梢は温かいことから血液分布異常性ショックを疑います．
- 腹膜刺激症状，発熱があり，虫垂炎の穿孔により腹膜炎を起こし敗血症になりかかっている状態と判断します．
- Alvarado score（MANTRELS score）は，虫垂炎の診断に役立つものである（表1）．7点以上が虫垂炎の可能性大で，5点以上は要経過観察である．

表1 Alvarado score（MANTRELS score）

項目	点数
心窩部から右下腹部への痛みの移動	1点
食思不振	1点
嘔吐	1点
右下腹部痛	2点
反跳痛	1点
37.3℃以上の発熱	1点
白血球数10,000/μL以上	2点
白血球の左方移動	1点

検査の準備

- 虫垂炎での腹部超音波検査は，腫大した虫垂を検出するのに有効とされるため，その準備をします．加えて，造影腹部CT画像では92〜98％の感度があり，CT検査室への移動準備も考慮します．
- 末梢静脈路確保時に採血をしていなければ炎症反応を確認するための採血が必要です．

6　STEP 4：医師への報告：ISBARC

- 医師への報告については，緊急性が高い場合はSTEP 2の時点でファーストコールしておくことが重要です．
- 状態が安定している場合，もしくは，患者の問題点を明確にした後に，STEP 4として，SBARに沿って報告します．

項目	例
I	夜間外来の看護師吉田です．腹痛で受診した栗山さんについて報告します．
S	腹膜刺激症状があり，ショック状態です．
B	腹痛と嘔吐で来院されました．バイタルサインは，血圧90/60mmHg，脈拍120回/分，呼吸数34回/分，SpO$_2$ 97％，体温38.8℃です．
A	右下腹部の圧痛と腹膜刺激症状があり，急性腹症の疑いです．血液分布異常性ショックへの移行も考えられ，緊急性が高い状況です．
R	すぐに来てください．輸液の指示をいただければ，静脈路を確保しておきます．
	医師：「わかりました，すぐに行きます．」
C	すぐに来ていただけるということで了解いたしました．

引用文献
1）急性腹症診療ガイドライン出版委員会編：急性腹症診療ガイドライン2015, p.71, 医学書院, 2015

F 「腹痛」の急変対応の実際②

1 腹痛の急変プロトコール

● 腹痛の急変プロトコールを図1に示します．アプローチ方法は，STEP 1～4に準じます．STEP 1で緊急度の判断を行い，緊急度が高ければ，医師，ほかの看護師へコールします．STEP 2で，必要物品を集めてOMIを開始します．STEP 3での対応として，腹痛の病態の特徴をふまえ，問診・腹部のフィジカルアセスメントを行い，原因検索します．STEP 4でSBARに沿って医師へコールし，検査や二次救命処置の準備を行います．その内容について，事例を使ってステップごとに急変対応の実際を解説します．

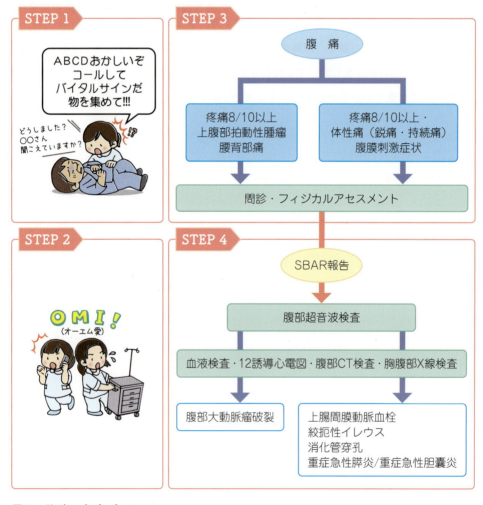

図1 腹痛の急変プロトコール

2 事例紹介

> **事例**
>
> 氏　名：上沼　恵美．66歳，女性（総合病院6階の内科病棟601号）
> 現病歴：10年前から糖尿病を指摘されていたが血糖コントロール不良のため，インスリン導入目的で入院となる．

> 発症：AM2時にナースコールあり．「熱っぽい」との訴えあり

3 STEP 1：初期アセスメントとバイタルサイン

● STEP 1では，初期評価のポーズ（119ページ）で初期アセスメントを行い，緊急度を評価します．

上沼さんの初期アセスメント

①初期アセスメント
A（気道）：通常会話可能．
B（呼吸）：促迫．
C（循環）：橈骨動脈触知良好．脈は速い．四肢末梢は温かい．
D（意識）：通常会話可能．

②バイタルサイン
血圧：90/48mmHg，脈拍：120回/分，呼吸数：34回/分，SpO_2：94％，体温：39.6℃

緊急度の判断

● 初期アセスメントでは，気道は開通していますが，呼吸は速く，頻脈が認められます．
● 呼吸促迫と頻脈からショックの可能性を否定できず，この時点では緊急度は高いと判断します．
● 緊急度が高いため，第1発見者はその場から離れず，すみやかに応援要請し，酸素，心電図モニター，救急カートなどの必要資器材を要請します．

4　STEP 2：救急処置の実践と準備（120ページ，表1）

救急処置の実践

- モニターを装着し（M），バイタルサインを測定します．SpO$_2$の低下，呼吸促迫があり，酸素マスク6L/分で酸素投与（O）．循環異常と発熱もあるため，末梢静脈路の確保（I）が必要と判断します．

救急処置の準備

- 救急カートを用意し，A：気道（気管挿管チューブ，エアウェイ，吸引など），B：呼吸（種々の酸素マスク，バッグバルブマスク，ジャクソンリース），C：循環（輸液，昇圧薬など）の管理，処置ができるように準備を進めます．<u>ショックが遷延する場合は気管挿管</u>も念頭におきます（前項と同様）．

5　STEP 3：原因検索と検査の準備

原因検索

- 腹痛の原因検索に準じて進めていきます（前項参照）．右上腹部痛では食道，胃，十二指腸疾患が多いですが，右上腹部痛のみでの判断は困難であり，血液検査，超音波検査などの総合的な診断が必要なため，早期に医師の診断が必要です．また，血管系疾患（急性冠症候群，大動脈解離，心内膜炎など）の可能性もあるため，12誘導心電図，血圧の左右差，心音聴取などの身体観察も必要です．

1）問診の結果：SAMPLE/OPQRSSTT聴取

a．SAMPLE

Symptoms（主訴）	発熱，腹痛
Allergy（アレルギー）	なし
Medication（内服薬）	降圧薬，インスリン
Past history & **P**regnancy（既往歴，妊娠の有無）	高血圧，総胆管結石，糖尿病
Last meal（最終食事）	夕食（病院食）
Events（現病歴）	寒くて目が覚め，熱っぽい．倦怠感あり，右の上腹部痛あり

b. OPQRSSTT

Onset（発症時間/様式）	寒気がして目が覚めました．熱っぽい感じがします．
Palliative/**P**rovocative（誘発因子）	息をたくさん吸うとおなかが痛いです．
Quality（痛みの性質）	ずっと続いているわけではありません．
Region/**R**adiation（部位/放散）	痛みは，右肋骨の下から背中に広がる感じがあります．
Severity（痛みの程度）	痛みの程度は，7/10ぐらいです．
Symptom（随伴症状）	嘔気，寒気があります．
Time（時間経過）	目覚めたときからなので15分前くらいです．
Treatment（治療）	とくにありません．

2）フィジカルアセスメント

- 血圧：90/48mmHg，脈拍：120回/分（正），呼吸数：34回/分，SpO_2：94%（酸素マスク6L/分），体温：39.6℃
- 右上腹部の痛みあり．マーフィー徴候あり．
- 12誘導心電図，ST変化なし．

病態予測

- 39℃を超える発熱がみられ，血圧の低下（もともと高血圧）と頻脈，呼吸促迫，末梢の温感から血液分布異常性ショックである敗血症性ショックを疑います．
- 敗血症の原因として，右上腹部痛を訴えていることから右上腹部でよく認められる病態として胆道系疾患（急性胆嚢炎，胆管炎），胃十二指腸潰瘍，穿孔を考えなければなりません．
- 呼吸をすると痛むという性質の痛みであることをヒントにマーフィー徴候を確認します．マーフィー徴候は，検者の手指を患者の胆嚢の部位にあてながら患者に深呼吸をさせると痛みのために深呼吸の途中で呼吸運動が中断するというものです．その際に患者の表情をよく観察します．胆嚢炎におけるマーフィー徴候の感度は65%[1]で，嘔気を伴っていることからも（胆嚢炎の嘔気の感度は77%）胆道系疾患が疑われます．
- また，胆管炎の場合，シャルコーの3徴（①悪寒を伴う発熱，②黄疸，③右上腹部痛）がみられることが知られています．さらに，胆管炎に腸内細菌などにより感染が併発すると，敗血症やエンドトキシンショックへ急速に移行するため，注意が必要です．
- 胆嚢炎では，重症化すると穿孔して腹膜炎をきたします．
- この患者は，すでにショック症状が認められており，シャルコーの3徴にショックと意識障害が加わるとレイノルズの5徴となり重症化を示すものとなります（ただし，レイノルズの5徴が認められるのは，10%程度）．このような急性胆道感染症では，

ショック，意識障害への処置を行い，緊急手術と集中治療が可能な医療機関での治療が必要です．
- ほかの疾患との鑑別では，右上腹部痛では食道，胃，十二指腸疾患が多いが，右上腹部痛のみでの判断は困難であり，血液検査，超音波検査などの総合的な診断が必要なため，早期に医師の診断が必要です．
- また，血管系疾患（急性冠症候群，大動脈解離，心内膜炎など）の可能性もあるため，12誘導心電図，血圧の左右差，心音聴取などのフィジカルアセスメントも必要です．
- 女性の急性腹症の中で，急性胆管炎は腸閉塞，婦人科系疾患に次いで多く，13.7％に及ぶ疾患です．わが国の胆石保有率は3〜5％で，40歳以上で肥満傾向の女性に多いといわれています．

検査，治療の準備

- 急性胆嚢炎，胆管炎とも超音波検査での診断が有用とされています．胆嚢炎では，ソノグラフィック・マーフィー（Sonographic Murphy）徴候（超音波のプローブを右季肋部に押しつけると出現）が脚光を浴びています．
- 初期治療は，まず敗血症への対応です．EGDT（early goal directed therapy）の概念に基づいて輸液，昇圧薬を使用することがあります．

6　STEP 4：医師への報告：ISBARC

- 緊急性が高い場合はSTEP 2の時点で医師へファーストコールしておくことが重要です．状態が安定している場合，もしくは，患者の問題点を明確にした後に，STEP 4として，SBARに沿って報告します．

項目	例
I	6階病棟の看護師吉田です． 糖尿病の精査目的で入院中の上沼さんの件でコールしました．
S	ショック状態で，高熱と右上腹部痛を伴っています．
B	糖尿病のためインスリン導入目的で入院中の患者さんです．15分前より悪寒戦慄を訴え，体温39.6℃，収縮期血圧90台，脈拍120回/分，呼吸数34回/分，SpO_2 94％で酸素マスク6L/分投与中です．
A	右上腹部の痛みがありマーフィー徴候陽性です．嘔気も伴っており胆管系の異常が疑われます．
R	超音波検査の準備と末梢静脈路確保，緊急検査は提出しています．すぐに来てください．
	医師：「わかりました，すぐに行きます．」
C	すぐに来ていただけるということで了解いたしました．

引用文献
1）急性腹症診療ガイドライン出版委員会編：急性腹症診療ガイドライン2015, p.66, 医学書院, 2015

G 「意識障害」の急変対応の実際①

1 意識障害の急変プロトコール

● 意識障害の急変プロトコールを図1に示します．アプローチ方法は，STEP 1〜4に準じます．STEP 1で緊急度の判断を行い，緊急度が高ければ，医師，ほかの看護師へコールし，STEP 2で，必要物品を集めてOMIを開始します．STEP 3での対応として，意識障害の病態の特徴をふまえ原因検索します．最初に脳ヘルニア徴候の有無を観察し，脳ヘルニア徴候を認めれば，即時蘇生が必要となります．緊急処置としての気管挿管の準備を行います．STEP 4でSBARに沿って医師へコールし，画像診断検査の準備，頭蓋内圧の降圧薬（浸透圧利尿薬；D-マンニトール，グリセロール）の準備，低血糖であれば，50％グルコース20mLを2バイアルの準備を行います．その内容について，事例を使ってステップごとに急変対応の実際を解説します．

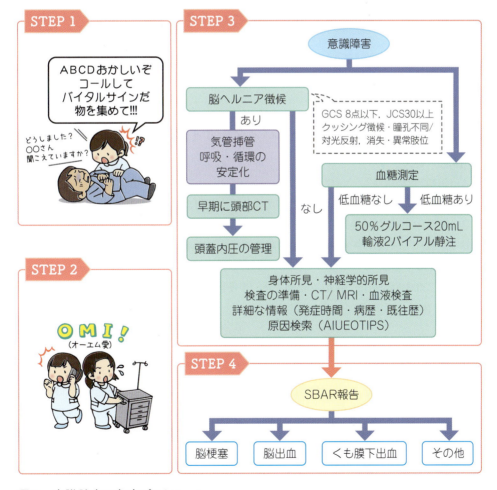

図1　意識障害の急変プロトコール

2 事例紹介

事例

氏　名：武井　咲子．57歳，女性（7階内分泌・代謝科混合病棟：702号室）
疾患名：2型糖尿病
現病歴：勤務する会社の健康診断で血糖値異常（空腹時血糖：156mg/dL，HbA1C：6.9%）を指摘され，検査目的入院となる．
アレルギー：なし
ADL：自立
食　事：糖尿病食（1,500kcal/日）

発症：AM11時，同室患者より「武井さんが突然倒れた！」とナースコールあり

3 STEP 1：初期アセスメントとバイタルサイン

- STEP 1では，初期評価のポーズ（119ページ）で初期アセスメントを行い，緊急度を評価します．

武井氏の初期アセスメントとバイタルサイン

①初期アセスメント
- A（気道）：発語なし．いびき様呼吸．
- B（呼吸）：深い呼吸．促迫なし．呼吸補助筋の使用なし．
- C（循環）：橈骨動脈触知良好．脈は遅い．冷感・湿潤なし．
- D（意識）：よびかけ・痛み刺激に開眼せず．痛み刺激に右上下肢の逃避動作あり．

②バイタルサイン
血圧：230/120mmHg，脈拍：52回/分，呼吸数：14回/分，SpO₂：92%，GCS：E1/V1/M4，体温：37.0℃

緊急度の判断

- 初期アセスメントでは，いびき様呼吸を認め気道の異常があると評価します．呼吸は，深い呼吸であるが，現時点で呼吸パターンの明らかな異常は認めません．循環の異常には，血圧の上昇と徐脈を認めます．高度の意識障害を認め，左片麻痺の可能性もあります．
- 気道および意識の異常を認めるため，初期アセスメントにおいては，緊急度は高いと判断します．

- 緊急度が高いため，第1発見者はその場から離れず，すみやかに応援要請し，酸素，心電図モニター，救急カートなどの必要資器材を要請します．

4 STEP 2：救急処置の実践と準備（120ページ，表1）

救急処置の実践

- STEP 2は，OMI（O：酸素投与，M：モニター装着，I：末梢静脈路の確保）を実施します．
- 人員と必要資器材が揃ったら，ABCの異常に対し救急処置を行います．
- 初期評価（STEP 1）で気道の異常を認めた場合，ただちに気道の確保を行います．舌根沈下による気道狭窄に対しては，すみやかに「用手気道確保」によって気道確保を行い，必要に応じてエアウェイを挿入します．分泌物や誤嚥などによる気道閉塞が考えられる場合は，吸引により気道貯留物を除去します．
- 呼吸の異常に対しては「酸素投与」「補助換気（バッグバルブマスク換気）」，循環の異常に対しては「静脈路の確保」を行います．
- 本事例では気道に異常を認めるため，すみやかに用手的気道確保を行います．意識障害による転倒などの外傷機転が疑われるため，頭部後屈あご先挙上法ではなく，下顎挙上法によって気道確保を行います．
- 呼吸は深い呼吸をくりかえしており，脳幹などに障害が及んでいる可能性があるため，継続的な自発呼吸の有無や呼吸パターン変調の観察が必要です．循環に関しては，血圧上昇と徐脈を認めるので，循環の安定化を図ることが必要となる可能性があるため，末梢静脈路の確保をしておく必要があります．意識（D）にも異常を認めますが，ABCの安定化が優先されます．

救急処置の準備

- 医師の来室後，迅速に二次救命処置が実施できるように準備を行います．
- 一次救命処置と同様にABCの異常に対して，ABCの確保が必要です．気道の異常に対しては，「気管挿管」，呼吸の異常に対しては「バッグバルブマスクによる補助換気」や「人工呼吸器による呼吸管理」の準備を行います．循環の異常に対しては，原因検索の結果によって，循環の安定化を図るために各種薬剤の準備が必要となりますが，現時点では末梢静脈路の確保のみでSTEP 3に移行します．

5 STEP 3：原因検索と検査の準備

原因検索

- ABCの安定化の後，意識障害の原因検索を行います（87ページ）．意識障害の原因としてもっとも緊急性の高い病態である脳ヘルニア徴候の有無の観察を行います．循環の異常である高血圧と徐脈もクッシング徴候である可能性があり，脳ヘルニア徴候の1つと考えられます．
- GCS合計6点という高度の意識障害を認めることからも，脳ヘルニアの可能性を考慮し，脳ヘルニア徴候に対するフィジカルアセスメントを行います．意識障害を認める場合，患者からの情報収集は困難であるため，発見者などから現病歴を確認し，既往歴などはカルテから情報収集を行います．原因検索において，現病歴のうち発症様式や発症時間などは非常に重要な情報です．
- 早い段階で簡易血糖測定器を用いて血糖測定を行い，低血糖を否定しておくことも重要です．

1）問診の結果：SAMPLE

Symptoms（主訴）	（同室患者より）ベッドに座っていたが，立ち上がった瞬間にふらつき，倒れた．
Allergy（アレルギー）	（カルテより）なし
Medication（内服薬）	（カルテより） アーチスト®錠10mg　1日1回（朝） ワーファリン®錠5mg　1日1回（朝）
Past history & **P**regnancy（既往歴，妊娠の有無）	（カルテより） 高血圧，深部静脈血栓．妊娠なし．
Last meal（最終食事）	（同室患者より）7：30に病院の朝食を摂取している．
Events（現病歴）	（カルテより）2日前より糖尿病の検査目的入院．

2）フィジカルアセスメント

- 瞳孔：右4.0mm／左3.0mm 瞳孔不同あり．対光反射：右：鈍い／左：迅速
- 肢位：痛み刺激で右上下肢のみ逃避する．異常肢位なし
- 意識レベル：JCS Ⅲ-200，GCS（E1/V1/M4）
- 麻痺：左片麻痺（痛み刺激に対して右上下肢は逃避あるが，左上下肢は逃避なし）
- クッシング徴候あり：高血圧＋徐脈
- 簡易測定血糖値：145mg/dL

病態予測

- 高度の意識障害に加え，瞳孔不同やクッシング徴候を認めることから，脳ヘルニアが考えられます．脳ヘルニアにいたった原因として，突然発症であることから急激に頭蓋内圧を亢進させる占拠性病変が考えられます．
- また，散大している右瞳孔と反対側である左上下肢に片麻痺を認めること，高血圧の既往があることから，右テント上（右大脳半球周囲）の出血性脳卒中（脳出血，クモ膜下出血）が予測されます．

検査の準備

- 気道，呼吸，循環の安定化のあと，医学的診断のため頭部CT検査が行われ，治療方針が決定します．そのため，脳ヘルニア徴候を認めれば，頭部CT検査へすみやかに移行できるよう準備・調整を行います．
- また，脳ヘルニアの進行という致死的なリスクへの対応として，頭蓋内圧の降圧を目的とした浸透圧利尿薬，高血圧による脳内出血の助長を防ぐことを目的とした降圧薬の準備を行います．

6 STEP 4：医師への報告：ISBARC

- 医師への報告については，緊急性が高い場合はSTEP 2の時点でファーストコールしておくことが重要です．状態が安定している場合，もしくは，患者の問題点を明確にした後に，STEP 4として，SBARに沿って報告します．

項目	例
I	7階外科病棟の看護師，田中です．702号室の武井咲子さんについて報告します．
S	JCS3桁で瞳孔不同があります．
B	糖尿病の検査目的で入院されている方ですが，約10分前にベッドから立ち上がったときに突然倒れたとのことです．意識はGCS：E1/V1/M4．瞳孔：右4.0mm，左3.0mmで瞳孔不同を認め，右は対光反射も鈍いです．左片麻痺もあります．バイタルサインは血圧230/120mmHg，脈拍52回/分，呼吸数14回/分，SpO_2 92％．現在，下顎挙上法で気道確保し，酸素マスク8L/分で投与開始，酢酸リンゲル液で静脈路を確保しています．
A	右の脳出血による脳ヘルニアと考えます．
R	すぐに来てください．頭部CTと各薬剤は準備しています．
	医師：「わかりました，すぐに行きます．」
C	すぐに来ていただけるということで了解いたしました．

H 「意識障害」の急変対応の実際②

1 意識障害の急変プロトコール

● 意識障害の急変プロトコールとして図1に示します．アプローチ方法は，STEP 1～4に準じます．STEP 1で緊急度の判断を行い，緊急度が高ければ，医師，ほかの看護師へコールし，STEP 2で，必要物品を集めてOMIを開始します．STEP 3での対応として，意識障害の病態の特徴をふまえ原因検索します．最初に脳ヘルニア徴候の有無を観察し，脳ヘルニア徴候を認めれば，即時蘇生が必要となります．緊急処置としての気管挿管の準備を行います．脳ヘルニアの観察と並行して，血糖測定を行い，STEP 4でSBARに沿って医師へコールし，画像診断検査の準備，頭蓋内圧の降圧薬（浸透圧利尿薬；D-マンニトール，グリセロール）の準備，低血糖であれば，50％グルコース20mLを2バイアルの準備を行います．その内容について，事例を使ってステップごとに急変対応の実際を解説します．

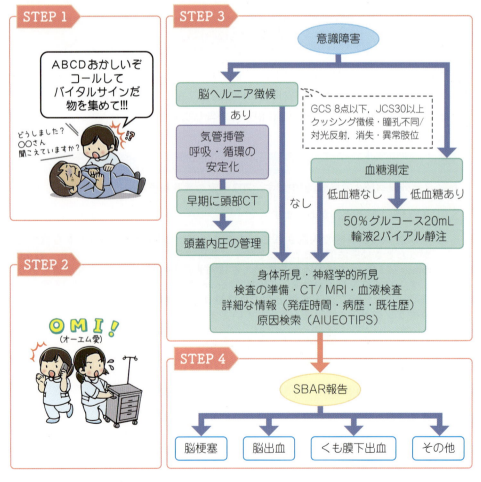

図1 意識障害の急変プロトコール

2 事例紹介

事例

氏　名：福山　治, 60歳, 男性（3階外科病棟：320）
疾患名：虫垂炎
現病歴：腹痛を訴え, 救急外来に来院する. 上記診断され手術目的で入院となる.
　　　　（5日前に虫垂切除術実施）
アレルギー：なし
ADL：自立
食　事：糖尿病食（1,800kcal）

発症：PM1時30分, 同室患者から「福山さん, 起きないよ」とナースコールあり

3 STEP 1：初期アセスメントとバイタルサイン

- STEP 1では, 初期評価のポーズ（119ページ）で初期アセスメントを行い, 緊急度を評価します.

福山氏の初期アセスメント

①初期アセスメント

A（気道）：「う〜」「あ〜」など, 発語あり.
B（呼吸）：平静, 呼吸補助筋の使用なし.
C（循環）：橈骨動脈触知良好. 脈は速い. 冷汗あり. 顔面蒼白.
D（意識）：よびかけ・痛み刺激に開眼せず.

②バイタルサイン

血圧：138/88mmHg, 脈拍：110回／分, 呼吸数：16回／分, SpO_2：97％, 体温：35.8℃

緊急度の判断

- 初期アセスメントでは, 気道は開通しており, 呼吸は平静で安定しています. 循環では, 頻脈, 冷汗, 顔面蒼白があります. バイタルサイン上, 収縮期血圧が130台であるため, 循環は安定していると判断しがちですが, 代償機能が働いていることも考えられるため, ショック徴候ありと考えます. 意識障害があります.
- 循環, 意識に異常を認めるため, 初期アセスメントにおいては, 緊急度は高いと判断します.
- 緊急度が高いため, 第1発見者はその場から離れずすみやかに応援要請し, 酸素, 心

電図モニター，救急カートなどの必要資器材を要請します．

4　STEP 2：救急処置の実践と準備（120ページ，表1）

救急処置の実践

- STEP 2は，酸素投与，静脈路確保に加え，モニターを装着します．よって，OMI（O：酸素投与，M：モニター装着，I：末梢静脈路の確保）を実施すると覚えておくとよいです．
- 人員と必要資器材が揃ったら，ABCの異常に対し救急処置を行います．A：気道の異常に対しては，「用手気道確保」「吸引」「エアウェイ挿入」などを行い，B：呼吸の異常に対しては「酸素投与」「バッグバルブマスク（BVM）換気」，C：循環の異常に対しては「末梢静脈路の確保」を行います．
- 本事例では気道，呼吸に異常は認められず，循環に異常があるため，循環の安定を考え末梢静脈路の確保を行います．意識（D）にも異常を認めますが，ABCの安定化が優先されます．

救急処置の準備

- 医師の来室後，迅速に二次救命処置が実施できるように準備を行います．一次救命処置と同様にABCの異常に対して，ABCの確保が必要です．気道の異常に対しては，「気管挿管」「外科的気道確保」，呼吸の異常に対しては「気管挿管（BVM換気）」，循環の異常に対しては「静脈路の確保」などです．
- 本事例は気道，呼吸の異常はなく，循環の異常については，STEP 3で原因検索を行ったのちに，循環を維持するための緊急処置を決定します．現段階では，末梢静脈路の確保のみで次のSTEP 3に移行します．

5　STEP 3：原因検索と検査の準備

原因検索

- 意識障害があるため，神経学的所見，両側の瞳孔径，全身や体表上の視診を中心にフィジカルアセスメントします．とくに緊急処置を要する脳ヘルニア徴候（87ページ）の有無を評価することが重要となります．意識障害がある場合，患者本人から問診することは困難なため，状況を把握している者とカルテから情報をとります．本事例の場合，状況を把握している者は異常を知らせた同室患者となります．必要最低限な情報を簡潔かつ正確に聴取するために，「SAMPLE」問診法を活用します．
- 意識障害の鑑別診断の覚え方として「AIUEOTIPS（アイウエオチップス）」（86ページ）があります．このような形で覚えておくと，意識障害の原因疾患が予測できます．

意識障害を引き起こす原因の中で，簡易器具を用いてすみやかに検査でき，迅速に治療ができるものとして低血糖があります．低血糖は意識障害をきたしたとしても<u>迅速な対応によって，低血糖脳症を回避することができる</u>ため，簡易血糖測定器を用いて血糖測定を行います．

1）問診の結果：SAMPLE

Symptoms（主訴）	（同室患者より）15分位前からこのような状態．起こしても起きない
Allergy（アレルギー）	（カルテより）なし
Medication（内服薬）	（カルテより） ノルバスク®錠5mg　1日1回（朝） アピドラ®4単位　1日3回（各食直前） ランタス®4単位　1日1回（眠前）
Past history & **P**regnancy（既往歴，妊娠の有無）	（カルテより）高血圧・糖尿病 妊娠なし
Last meal（最終食事）	（同室患者より）食欲がないといっていて，昼食はほとんど食べていなかった
Events（現病歴）	（カルテより）腹痛で入院．5日前に虫垂切除術実施

2）フィジカルアセスメント

- 瞳孔：左右4.0 mm，対光反射あり
- 肢位：異常肢位なし
- 腱反射：異常なし
- 意識レベル：JCS Ⅲ-200，GCS（E1/V2/M4）
- 麻痺：痛み刺激で逃避あり，麻痺はなし
- クッシング徴候なし
- バイタルサイン：血圧 134/80mmHg，脈拍 100回/分，呼吸数 16回/分，SpO$_2$ 97%，体温 35.8℃
- 簡易測定血糖値：LOW

病態予測

- 意識障害があるものの，瞳孔，麻痺などの神経学的所見に異常はみられません．
- クッシング徴候がないため，脳ヘルニアは否定されます．
- 既往に糖尿病があること，昼食をほとんど摂取していなかったというカルテ・同室患者からの情報，頻脈，皮膚湿潤・冷感，意識障害などの症状から低血糖が疑われ，簡易検査によって血糖値がLOWとなったことから低血糖による意識障害と考えられます．

> **ワンポイント**
>
> - 血糖値60mg/dL程度の低血糖症状では，中枢神経症状に先行して冷汗，震え，動悸など交感神経症状が出現します．その後，中枢神経症状として，倦怠感，めまい，傾眠が出現します．低血糖は意識障害をきたす前に低血糖症状を見抜けば，急変を回避できます．しかし，意識障害をきたしたとしても迅速な対応によって回復するため，意識障害の患者を発見した場合は，すぐに応援をよび，気道，呼吸，循環を安定させながら血糖測定をします．

検査の準備

- 本事例は低血糖による意識障害と考えられ，低血糖によるものであればブドウ糖（グルコース）を静脈注射することにより意識の改善が見込まれます．しかし，意識障害はくも膜下出血，脳出血，脳梗塞などの頭蓋内病変や感染，電解質，低酸素などほかの原因も多く考えられ，まれに交感神経の刺激による不整脈，狭心症や心筋梗塞，脳浮腫，認知症の進行，認知機能の低下などさまざまな弊害を引き起こすことがあります．よって，ブドウ糖を静脈注射後の意識レベルの変化を注意して観察します．また，頭部CT検査，血液検査，胸部X線検査などの準備を整えておく必要があります．

6 STEP 4：医師への報告：ISBARC

- 医師への報告については，緊急性が高い場合はSTEP 2の時点でファーストコールしておくことが重要です．状態が安定している場合，もしくは，患者の問題点を明確にした後に，STEP 4として，SBARに沿って報告します．

項目	例
I	3階外科病棟の看護師佐藤です．320号室の福山治さんについて報告します．
S	意識レベルJCS Ⅲ -200です．
B	5日前に虫垂切除術を行った患者です．15分前から意識障害が出現しており，冷汗があります．血糖はLOWでした．バイタルサインは，血圧134/80mmHg，脈拍100回/分，呼吸数16回/分，SpO₂ 97％，体温35.8℃です．
A	低血糖による意識障害と考えています．
R	50％ブドウ糖液40mLを用意しておきますので，すぐに来てください．
	医師：「わかりました，すぐに行きます」
C	すぐに来ていただけるということで了解いたしました．

| Column | 中毒でなぜ死ぬのか？ |

- 医薬品，工業用薬品，農薬，家庭用品，自然毒，有毒ガスなどのさまざまな化学物質は，生体に機能異常をもたらします．中毒の原因になるものにより死にいたる機序は異なります．

1) 第一世代三環系抗うつ薬
主要な死因は，心室性不整脈か低血圧です．服薬後30分から2時間で症状が出現し，6時間以内に致死的な症状が起きることが多いといわれています．

2) バルビツール酸系薬剤
呼吸器症状として，呼吸回数の低下，換気量の低下，チェーン-ストークス呼吸や呼吸停止が生じ，呼吸機能障害に伴い低酸素血症，高二酸化炭素血症，呼吸性アシドーシスを起こすことが死因となります．

3) 有機リン（農薬）
症状により，服毒早期の急性中毒，中間症候群，遅発性神経障害に分類されます．服毒早期には，ムスカリン様作用（副交感神経末梢刺激症状），ニコチン作用，中枢神経作用によりさまざまな症状が出現します．中間症候群には，脳神経麻痺，呼吸筋麻痺が出現します．中毒症状として，呼吸筋麻痺と呼吸中枢抑制による呼吸不全や呼吸停止を起こすことが死因となります．

4) CO中毒
一酸化炭素（CO）は，ヘモグロビン（Hb）に結合している酸素と容易に置換してCOHbとなります．COHb濃度が高くなると血液の酸素運搬能が低下するだけでなく，Hbの酸素解離曲線が左方移動し組織への酸素供給が減少します．心臓では，COは心筋細胞内のミトコンドリアと結合して酸素供給はさらに減少し，心筋の嫌気性エネルギー代謝は障害されます．これらのことにより，心不全，呼吸不全などとなり死亡します．

5) アルコール中毒
アルコール飲料に含まれるエタノールの毒性により急性中毒を起こします．エタノールは中枢神経系に対し抑制的に作用します．エタノールの量や血中濃度により症状は異なり，個人差も大きいです．通常1～1.5mg/mLで大脳皮質の抑制がとれ，多弁，陽気になります．1.5mg/mL以上で運動失調をきたし，4.5mg/mL以上になると脳幹部麻痺により呼吸抑制が起こり死にいたる危険性が高まります．また，エタノールには末梢血管の拡張作用もあり，血圧の低下，体温の下降をもたらします．致死量は成人で5～8g/kg（体重），小児で3g/kg（体重）といわれ，血中アルコール濃度が0.4％を超えた場合，1～2時間で約半数が死亡します．

6) 硫化水素
硫化水素は，経気道的に容易に吸収され，強い粘膜刺激作用があります．生体内でチトクロームオキシターゼ阻害作用があり，細胞内呼吸，好気性代謝の障害をきたします．また，嫌気性代謝が促進され，乳酸が蓄積し代謝性アシドーシスとなります．中枢神経系や心臓には，直接的な毒作用がある可能性も指摘されています．高濃度の曝露では，短時間で意識消失，呼吸停止，循環虚脱にいたることがあります．

| Column | 熱中症でなぜ死ぬのか？ |

- 熱中症は，高温環境下で人体における熱バランスの不均衡を起こし体温調節機能が破綻してしまう状態をいいます．重症度と病態，治療方針の違いから，熱けいれん，熱疲労，熱射病に分類されることが多いです．
- 重症の熱中症では，深部体温の上昇に伴い体温中枢である視床下部の命令により自律神経を介して末梢血管が拡張し，皮膚血流が増加します．そのため，脳をはじめとする重要臓器への血流が減少し，機能障害をきたすことがあります．また，高温により脳細胞に不可逆性の変化が生じ，意識障害やけいれんをきたします．
- 消化管では，腸間粘膜が侵され粘膜の透過性が亢進し，バクテリアトランスロケーション*が生じ，敗血症へと陥ります．肝細胞が侵されることにより肝不全となり，凝固因子の産生が低下し，出血傾向を助長させます．腎臓では，循環血液量の減少や高温による筋肉崩壊による横紋筋融解症による腎不全に陥り，重篤なアシドーシス，高カリウム血症による致死的不整脈を生じます．
- これら多臓器不全を引き起こすことや，熱侵襲により炎症メディエーターが亢進すると血液凝固異常をきたし，播種性血管内凝固症候群（DIC）を引き起こします．このようなことから，死にいたることがあります．

* 長期間，食物が腸管を通過しないと腸管の退行萎縮が出現します．この萎縮のため，腸内細菌が腸管粘膜を経て血流中に侵入し，敗血症の原因になります．この腸内細菌の腸管粘膜を経た移動のことをバクテリアトランスロケーションといいます．

第4章 特殊な状況下の急変場面

A 事故遭遇時の呼吸困難

1 事例紹介

事例
- 27歳，女性．自転車走行中，自己転倒した．その後より頻呼吸となった．
- 付き添いの人の話によると，パニック障害にて抗不安薬を服用中であった．

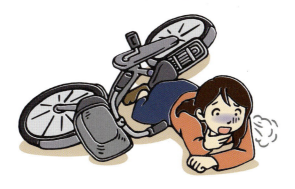

2 事例の解説

● このケースの場合，自転車事故により精神的負担から頻呼吸となり，過換気症候群を生じたと考えられます．

- 過換気症候群は，過剰な換気により酸塩基平衡障害や循環動態変動を起こし，手足のしびれ感，胸部絞扼感，意識障害などの症候を呈した状態です．パニック発作でも過換気状態になったり，逆に過換気症候群でもパニック発作を呈したりすることがありますが，互いに区別して扱われる病態とされます．急性に発症して過換気発作と表現されることが多いですが，まれに慢性的な過換気状態から非特異的な症状をみることもあります．
- 若い女性に多いですが，小児や高齢者，男性にもあります．過換気発作の誘因として，精神的ストレス，疲労，興奮，カフェインの摂取などが指摘されることもありますが，はっきりしないことも多いです．
- 呼吸困難があり，空気が足りない恐怖感を訴えることもあります．過剰な換気により呼吸系アルカローシスとなり，めまい・意識障害など中枢神経系症状，手足のしびれ感・筋攣縮・助産師手位（念誦手位）など末梢神経系や筋の症状，動悸・胸痛・腹痛など末梢血管攣縮に伴う循環系症状をみることもあります．

3 アセスメントの視点

- 過換気症候群は，発症から数分〜数時間以内に受診していることが多いですが，受診時に数日〜数週間が経過していることもあります．
- 過換気症候群では，動脈血ガス分析で呼吸性アルカローシス・$PaCO_2$低下が観察されます．心電図検査でQT延長，ST-T上昇・低下，T波陰転化を観察することがあります．
- 鑑別すべき病態に，先行した低酸素血症や代謝性アシドーシスに対する代償反応としての過換気状態があります．過換気状態や胸痛では虚血性心疾患，不整脈，心不全，肺塞栓，呼吸不全，肺炎，喘息，気胸などが鑑別する疾患にあげられます．
- また，発熱，甲状腺機能亢進症，アルコール中毒，薬物中毒，糖尿病性昏睡，低血糖発作なども除外して診断する必要があります．
- 病歴と身体所見を整理したうえで必要な血液検査，尿検査，心電図検査，画像検査などを追加しますが，過換気症候群の予後はよいので，侵襲的な検査による合併症の危険を勘案し，無用な検査は避けることが求められます．
- 鑑別すべきパニック発作は，パニック障害，不安障害，うつ病などの既往歴，発作の誘因や状況，発作の様相などを総合的に判断するほか，客観的異常所見の有無を明らかにして鑑別します．

4 すぐにでもやるべきこと

1）呼吸困難に対して

- 初療時に呼吸困難，胸痛，意識障害などの症状があれば，救急処置として酸素投与や静脈路確保が行われ，SpO_2モニター，血糖値測定，動脈血ガス分析検査，心電図検査，

胸部単純X線検査などが施行されます．しかし，多くの過換気症候群は病歴と身体所見で診断され，検査は補助的な役割をはたすことにすぎません．

2）過換気症候群の発作と診断された場合

- 過換気発作の誘因となったストレスや興奮の除去をはかり，医療者による支持的かつ受容的な対応により過換気発作の終息を待ちます．日常生活や街中とは違う環境の医療機関で休むことで過換気発作が治まることも期待されます．
- 過換気発作を意識的に制御することは困難な場合があり，患者本人の意思ではいかんともしがたいことが多いです．また，精神的な問題として患者本人に責任を課しても解決になりません．
- 過換気発作が遷延する場合にはベンゾジアゼピン系薬剤が投与されます．薬剤投与による呼吸抑制と低酸素血症に注意して経時的監視を行います．そして，人工呼吸や拮抗薬フルマゼニル（アネキセート®）などの準備が求められます．
- 処方例：下記のいずれか，または適宜組み合わせて用います．
  ①セルシン®注，錠　1回2〜5mg　緩徐に静注，筋注，または経口
  ②ドルミカム®注　1回5〜10mg　緩徐に静注，または筋注
- なお，ペーパーバッグ法は現在では推奨されていません．

3）非発作期の治療

- 過換気発作を引き起こす誘因が整理できれば，その問題解決により発作軽減が期待されます．過換気発作が頻回に生じる場合には精神科的治療が行われ，抗不安薬や抗うつ薬が処方されることがありますが，総合診療科・心療内科・精神科などの専門的評価を求めることがすすめられます．

> **ワンポイント**
>
> - 現在，満足できる過換気症候群の定義がなく，確実な診断法もありません．多くの場合，過換気症候群の診断は，医師の疑いとほかの疾患の否定に基づいています．不安は，換気症候群の重要な心因的要因ですが，同義ではありません．この症候群は，とくに10歳台，20歳台の若い女性に多いですが，正確な頻度は不明です．

参考文献
1）陳　和夫：過換気症候群．呼吸器病New Approach機能検査からみた呼吸器診断（飛田　渉ほか編），p.287-292，メジカルビュー社，2001
2）村松公美子：Hyperventilation Syndrome：HVS（過換気症候群）の最近の知見．呼吸器疾患の心身医療（村松芳幸ほか編），p.46-57，新興医学出版社，2002
3）夏秋　優：虫によるアナフィラキシーの現状と対応．臨床免疫・アレルギー科51：132-136，2009

B 体位変換時の循環の悪化

1 事例紹介

> **事例**
> - 80歳，女性．脳梗塞の診断にて入院していた．片麻痺が後遺症として残ったが，意識レベルは保たれており，退院へ向けリハビリが開始されていた．
> - リハビリ開始時，臥位から坐位へ体位変換を実施したところ，呼吸が促迫し，顔面蒼白，四肢に冷感・冷汗が出現した．脈拍は徐脈であった．

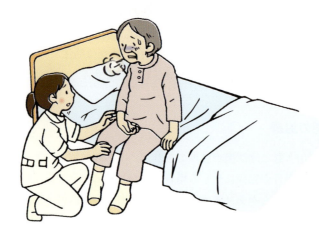

2 事例の解説

- このケースの場合，考えられることは，体位変換時の起立性低血圧によって，血管迷走神経反射をきたしたことが考えられます．それにより，呼吸が促迫し，顔面蒼白，四肢に冷感・冷汗が出現し，徐脈になりました．
- 起立性低血圧は自律神経障害をはじめ種々の原因によって生じます．高度の起立性低血圧がある場合には単独でも失神を起こし得ますが，診療の現場で遭遇することが多いケースは，飲酒，食後，脱水，空腹，入浴，長期臥床，降圧薬の内服など起立性低血圧を生じやすい状況下で，血管迷走神経反射などの反射性失神の要因が重なって失神を起こす場合です．とくに高齢者ではもともと軽度の起立性低血圧を合併する例が多く，上記のような要因の複合により容易に失神を起こします．

3 アセスメントの視点

- 失神とは，①意識が突然に失われ，②患者は姿勢保持のための筋緊張が低下してその場に倒れるが，③意識は短時間（一般に数分以内）に回復する，という3つの特徴を持つ発作性の症状です．
- 失神の基本的な病態は，なんらかの原因による血圧の急速な低下による全脳虚血（global cerebral ischemia）です．したがって，失神は狭義には血圧低下を原因とする一過性の意識消失と定義することができます．しかし，一過性の意識消失またはそれと類似した症状を特徴とする発作には，狭義の失神とは異なる病態であるてんかん発作，一過性脳虚血発作（TIA），低血糖発作，パニック発作，ヒステリー発作などがあります．
- 失神という用語は，狭義の失神以外に，これらの一過性の意識消失を特徴とするすべての発作を含んだ広義の意味で使われることもあります．

1）考えられる疾患

失神（広義）の主な原因を表1に示します．失神の多くは反射性失神や起立性低血圧などの良性の失神です．

表1　失神（広義）の主な原因

失神		原因
反射性失神	血管迷走神経反射	
	状況失神	咳嗽性，排便性，嚥下性
	そのほかの反射性失神	頸動脈洞過敏，神経痛
起立性低血圧		
心原性失神	器質的心疾患	大動脈狭窄，肥大型心筋症，肺塞栓，肺高血圧，粘液腫，心筋梗塞，冠攣縮など
	不整脈　徐脈性不整脈 　　　　頻脈性不整脈	房室ブロックなど 心室頻拍など
薬剤性失神		
精神障害性	精神的要因	
神経疾患	偏頭痛，一過性脳虚血，てんかん発作	
原因不明の失神		

- 反射性失神の多くは血管迷走神経反射（vasovagal reflex）を原因とする失神です．血管迷走神経反射の機序については現在でもなお不明な点が多いですが，ベツォルド−ヤーリッシュ（Bezold-Jarisch）反射が重要な役割を果たしていると考えられています．ベツォルド−ヤーリッシュ反射とは，心臓の機械受容器（mechanoreceptor）の刺激

により，迷走神経求心路を介する中枢性の交感神経抑制と副交感神経刺激が起こり，その結果，末梢血管の拡張と徐脈により血圧低下を生じる反射です．心臓の機械受容器は生理的には心室壁の伸展により刺激されるが，血管迷走神経反射ではさまざまな原因（立位，出血，蒸し暑さ・吐き気・疼痛などの不快な刺激，強い情動刺激など）による末梢静脈内への血液の貯留と静脈還流の減少を代償するための交感神経の過度の興奮が，逆説的に機械受容器を刺激してベツォルド－ヤーリッシュ反射が誘発されると想定されています．

- 排尿，排便，せき（咳嗽），嚥下などのある決まった状況下で起こる反射性失神を状況失神（situational syncope）といいます．状況失神でも腸管，膀胱などの各臓器に存在する機械受容器の刺激により，上述した血管迷走神経反射と同様の機序により血圧低下を生じると考えられています．

4 すぐにでもやるべきこと

- 失神の現場に遭遇することはまれであるが，病院内では採血やそのほかの種々の検査に際して，血管迷走神経失神を起こす患者をみることは少なくありません．通常，患者は顔面蒼白で，全身に冷汗がみられ，血圧は低下し，徐脈を呈していることが多いです．
- 状況から反射性失神が明らかで，その場に横臥させるだけで意識が急速に回復する場合には，それ以上の処置は必要ないことが多いです．しかし，血圧の回復が完全ではない状態では，すぐに立ち上がると失神が再発する危険性があるので，しばらく安静臥床とし，生理食塩液の輸液や必要に応じて酸素投与を行うと回復がよりすみやかです．
- 状況から反射性失神が否定的な場合，臥床にて意識のすみやかな回復がみられない場合，触診で不整脈が疑われる場合などは，ただちに救急外来へ搬送し，酸素吸入，血管確保を行ったうえで，心原性失神を鑑別するための診察，心電図モニターを行うべきです．血圧の回復がみられない場合は失神ではなく，ショックと考えて対処する必要があります．

C トイレでの意識消失

1 事例紹介

> **事例**
> - 脳梗塞でリハビリテーション中の60歳の男性がトイレで真っ青になって倒れていると，ほかの患者からナースコールがあった．駆けつけると，患者は冷や汗をかいているものの外傷もなく，すぐに意識を回復した．しかし，立ち上がって歩行をはじめたところで再び意識を消失して倒れたため，ストレッチャーで病室へ搬送した．検査の結果，脳梗塞の発作や心原性の失神ではなく，排便時のいきみによる一過性の意識消失（脳虚血）であった．

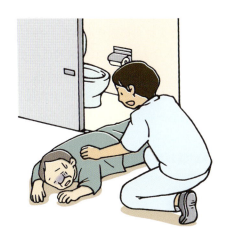

2 事例の解説

- 排便時や排尿中にトイレでショック状態，または失神している状態で患者が発見されることはめずらしくありません．人は調子がわるいときトイレに行くという行動をとりやすいため，その点でもハイリスクな場所といえます．
- 排便時の「いきみ」は，急激な血圧上昇（10〜100mmHg程度の大きな変動がある）をもたらします．このような血圧の急激な変動は，とくに高齢者において虚血性心疾患や脳血管疾患の危険性を高める因子となります．
- この事例では，「いきみ」が長くなったことで静脈還流量と心拍出量（血圧）が低下し，脳血流の減少に伴って失神を生じたと考えられます．排便時の失神は「状況性失神」といい，神経反射により引き起こされる一過性の血圧低下（血管迷走反射に起因する反射性失神）であり，「神経調整性失神」とよばれます．

- また，排尿中または排尿直後に失神するものを「排尿失神」といいます．これも「状況性失神」であり，血管迷走反射により血圧低下を招くことで生じます．とくに排尿困難がある場合は，排便時と同様いきむことで心拍出量（血圧）が低下し，一過性のめまいや意識消失を招きます．これは立位で排尿することが多い男性に生じやすいといわれています．なお，いずれもの場合も起立性低血圧による良性の失神を伴う場合もあります．

3 アセスメントの視点

1）失神の定義と鑑別すべき病態

- 失神とは，なんらかの原因による血圧の急速な低下による全脳虚血（global cerebral ischemia）であり，狭義には「血圧低下を伴う原因による一過性の意識消失」と定義されます．しかし，一過性の意識消失またはそれと類似した症状を特徴とする発作（てんかん発作，一過性脳虚血発作，低血糖発作，パニック発作，ヒステリー発作など）のすべてを含めて広義の意味で使われることもあります．
- 失神発作の4〜30％は「心原性失神（虚血性心疾患，心不全，不整脈など）」が占めるため常に念頭におく必要があります．心原性失神は死亡率も50％と高いため，ハイリスクの患者（表1）の場合，早い段階で医師へ報告して迅速に対応します．
- よって，排便時や排尿中に失神が起こった場合，神経調整性失神であるのか，あるいは心原性失神，そのほかの病態が原因であるのかアセスメントします．

表1　心原性失神が疑われる情報

- 高齢者（65歳以上）
- うっ血性心不全の徴候
- 心血管疾患（うっ血性心不全，心室性不整脈，虚血性心疾患，中等症以上の弁膜疾患）の既往
- 心電図異常
- 胸痛を伴った意識消失

2）失神の原因となる情報と合併症を確認する

- 反応（意識）および呼吸，循環（ショック症状の有無）を確認し緊急度を確認することが重要です．ABCDEアプローチで患者の生理学的評価を行い，異常に対して迅速に処置を行います．
- 吐血や下血，嘔吐など，その後に行われる緊急処置や治療にとって有用な状況情報がないか便器内やその周囲を確認しておきます．
- また，倒れた際にトイレの設備（床はタイルなど固い場合が多い）に関連した外傷の有無も確認します．とくに立位での排尿中の失神では，急激に倒れることがあるため

外傷の有無を評価します．

4 すぐにでもやるべきこと

1）状況に応じて安全なスペースに移動する

- トイレでの急変対応の特徴は，患者の観察や緊急処置を行うにあたり，非常にわるい条件の整っている中で対応しなければならない点です．個室の鍵がかかっていれば，中で何が起こっているのか，どのような状態なのか，現状の把握が困難となります．スペースが狭く身動きがとりにくいため，対応に時間を要することも考えられます．管轄するトイレの鍵の種類（スライド式・ドアノブ式）は事前に把握しておき，非常時には合鍵を用いるのか，ドライバーなどを使用して開ける必要があるのか，非常事態の備えが求められます．いずれも急変に対応するには特殊な環境下であり，急変した患者をいかに早く安全なスペース（廊下など）に移動し，迅速に処置を開始できるかがポイントとなります．

2）失神の原因を評価する

- すぐに病室（処置室）へ搬送し，意識消失を起こしたことに対する精査，観察が必要です．ABCの観察と安定化をはかり，一過性意識障害をきたす病態との鑑別を行い，失神か否か評価します．
- 事例の患者であれば脳梗塞再発の可能性をまず考え，意識レベルや瞳孔所見，麻痺などの神経学的所見を観察します．また，心原性失神の有無を評価するため身体所見や12誘導心電図を確認します．

参考文献
1) 小池伸享：こんなときどうする!?　排便時のいきみによる意識消失．月刊ナーシング 31 (11)：18-26, 2011
2) 石ヶ森重之，上川智彦：こんなときどうする!?　排尿中に意識消失．月刊ナーシング 31 (11)：28-37, 2011
3) 苑田裕樹：狭い空間（トイレなど）でぐったり倒れている，異変発生！ナースならできておくべきすぐやる技術（三上剛人監），p.60-61, 学研メディカル秀潤社，2014
4) 寺町優子：排泄動作．クリティカルケア看護―理論と臨床への応用（寺町優子ほか編），p.117-127, 日本看護協会出版会，2007
5) 本郷利憲ほか監：排尿．標準生理学，第6版，p.817-820, 医学書院，2005

D 入浴中の意識消失

1 事例紹介

> **事例**
> - 72歳, 男性. 既往に脳梗塞と糖尿病があり高血圧と慢性心不全のため入院加療中である. 趣味は近所の銭湯に通い, 熱い一番風呂にどっぷり浸かることであった. 今日も病棟の浴室を予約し, 外気温が低いこともあり少し熱めのお湯をはって入浴した. それから約1時間後, 病室に戻っていないことに気づいた担当看護師が浴室へ向かうと, 浴槽内で意識を消失した状態で発見された.

2 事例の解説

- 入浴は身体の調節機能を高めるなどの効果をもたらす一方, 身体的負荷が大きくなると悪影響が生じやすいです.
- 患者の状態を把握しささいな変化を早期に発見することが困難であることから急変が発生しやすい場所といえます.
- 入浴に伴う急変ではその半数は心停止に陥り, 入浴中の死亡は年間1万4,000人程度と推測されています[1].
- 死因の三大原因は心疾患 (過半数が心筋梗塞), 脳血管障害, 溺死であり, とくに高齢者は入浴中の死亡が多いと報告されています.
- 日本人は湯冷めを心配し, 日頃から高温浴を好む傾向が強いです. 中温浴に比較して, 高温浴 (42℃以上) は交感神経が緊張して血圧上昇の程度が激しく, 脈拍が増加します[1]. とくに冬季など, 脱衣室や浴室との環境温と湯温との差が著しい場合 "ヒートアタック (ヒートショック)" という現象を起こしやすくなります. これは寒冷曝露による急激な血圧変動 (寒冷昇圧反応) に伴い, 脳卒中や心筋梗塞を誘発するため注意が必要です.

3 アセスメントの視点

1) 意識障害を起こした原因

- 意識障害を引き起こす病態は, 1次性脳障害と2次性脳障害に分類されます. 2次性脳障害には呼吸器系, 循環器系, 内分泌系, そのほかさまざまな病態が含まれます (表

1）が，とくに心血管系に伴う失神が多いことがわかっています．
- 高血圧症患者，または高齢者では寒冷や入浴直後の温度刺激による昇圧反応が大きいため，有害な影響を受けやすいです．
- 一方，高血圧症では温浴による血管拡張作用がもたらす血圧低下作用（服用している降圧薬も血圧低下を助長することがある）も大きいことから脳や重要臓器の虚血を生じることがあり，入浴中の脳梗塞，循環器合併症の発症と大きく関連します（図1）．とくに高齢者は温度感覚が鈍くなり入浴時間が長くなる傾向にあり，高温浴の全身浴では発汗が促進され血液粘度が上昇することも危険因子となります．
- ほかにも，インスリン療法中の患者や，高カロリー輸液を行っている患者が入浴のため一時中断している場合など，低血糖発作による意識障害の出現に注意します．

表1　意識障害を引き起こす病態

1次性脳障害	2次性脳障害
脳血管障害 ・脳梗塞，脳出血，くも膜下出血 頭部外傷 ・脳挫傷，硬膜下血腫，硬膜外血腫 脳腫瘍 中枢性神経系感染症 ・髄膜炎，脳炎 けいれん発作	呼吸器系 ・低酸素血症，高二酸化炭素血症など 心臓・血管系 ・ショック，心筋梗塞，アダムス-ストークス発作など 内分泌系 ・糖尿尿性昏睡，低血糖など そのほか ・肝性脳症，電解質異常，体温異常，尿毒症など

［山勢博彰：救急看護の知識と実際，p.76，メディカ出版，2009より引用］

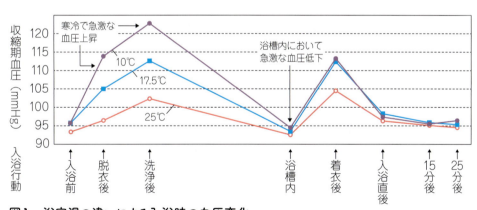

図1　浴室温の違いによる入浴時の血圧変化

［国立公衆衛生院：入浴経過に伴う室温別収集期血圧の変化，1994に基づき作成］

> **ワンポイント**
>
> 浴室内での転倒事故
> - 温浴効果による血圧低下や立ちくらみが原因となり，浴室内で「転倒」する事故が発生することも多いです．
> - これは入浴死（溺死）の原因として留意しておきたい要因です．

4 すぐにでもやるべきこと

● 浴槽内での溺水は，血圧低下による遷延性意識障害に起因した前傾溺没（溺死）がもっとも多いといわれています．そのような患者を発見した場合，まず患者の気道を確保し，浴槽から救出しなければなりません．その対応について述べます（図2）．

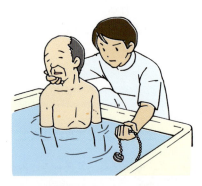

①入浴中の意識障害を認めたら，顎を引き上げ，溺没を防ぐ．
②湯栓を抜き，大声を出して人を集める．
③患者を引き上げる力，または人手があれば，浴槽から救出し救急要請する．
④浴槽から救出後，ABCを確認する．心肺停止状態であればBLSを開始する．

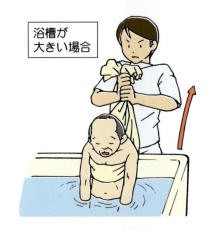

お湯は抜かず，浮力を利用する．
①バスタオルを患者の両脇にまわし入れる．
②バスタオルの両端をもって，引き上げる．
③大声を出して人を集めて，浴槽から救出する．
④浴槽から救出後，ABCを確認する．心肺停止状態であればBLSを開始する．

図2　浴槽から引き上げる方法

> **ワンポイント**
>
> ### BLS時の注意点
> ● 溺水の場合，湯水を吐き出すときは顔を横にして誤嚥を予防する．
> ● 体が濡れている状態で除細動を行うと，十分な通電効果を得られない可能性がある．前胸部全体（パッドを貼る位置）を素早く拭いてからパッドを貼り除細動を行う．

引用文献
1) 前田眞治：新入浴・温泉療法マニュアル（日本温泉気候物理医学会編），p.41-50，日本温泉気候物理医学会，2007

参考文献
1) 山勢博彰：救急看護の知識と実際，p.72-80，メディカ出版，2009
2) 苑田裕樹：こんなときどうする!?　入浴中の心筋梗塞．月刊ナーシング 31 (11)：38-53，2011
3) 苑田裕樹：浴槽で溺れている．異変発生！ナースならできておくべきすぐやる技術（三上剛人監），p.62-65，学研メディカル秀潤社，2014
4) 中村勝人：入浴時の急変を予防するために―入浴時にみられる身体的負荷・リスクを整理する．臨床老年看護　9 (4)：9-15，2002
5) 木戸雅人ほか：入浴中の突然死．日本臨牀　63：1239-1242，2005
6) 桑島　巖：寒冷期における中高年の入浴中の事故；循環動態の面から．日本医事新報 3996：1-5，2000

| Column | 溺水が招く死 |

- 溺水すると，体温が喪失されることにより低体温状態に陥り，心機能が低下して意識障害を招く．また，血中の酸素濃度が低下することで無意識に息を吸おうとパニックを起こしたり，必死にもがき動いたりするため，さらに血中の酸素消費が増強されて脳が酸素不足に陥り，正常な判断ができなくなってしまい溺死にいたります．
- 肺には水の侵入を防ぐ機能が備わっており，水が喉頭あるいは声帯に入れば，気管が収縮して侵入を拒みます．しかし，一度水が肺の中に入ってしまうと，この機能は途端に弱まり肺内誤嚥を起こします．そうなると，窒息状態となり細胞内へ酸素を取りこむことができずに死にいたります．全身溺没の場合，おおむね3～5分程度にて溺死にいたります．
- 溺水には，乾性溺水と湿性溺水があり，乾性溺水は肺内に水分は認められず液体の刺激により反射的に喉頭けいれん，気管支けいれんを起こし窒息した場合をいいます．湿性溺水は，水の肺内誤嚥による場合をいいます．肺内に水を誤嚥すると肺サーファクタント*が希釈または洗い出され，肺胞は虚脱しガス交換が障害されます．海水に比べ淡水溺水は換気血流不均衡の障害の程度が強く，細菌感染の危険性も高いといわれています．
- 溺水は，不慮の事故として小児に多く，また高齢者では，入浴により循環動態の変化が著しくなるために起こるケースが多いです．

* 肺胞表面の表面張力を減少させ，肺胞を開きやすくします．その結果，肺胞の虚脱などを防ぎます．つまり，肺サーファクタントとは，肺胞の形を保つ肺胞表面活性物質のことを言います．

E 食事中の窒息

1 事例紹介

事例
- 80歳, 女性. 脳梗塞でリハビリ中. 朝食の途中, 両手で喉をわしづかみして, ただならない顔つきで苦しそうにもがいているところを看護師が発見した.

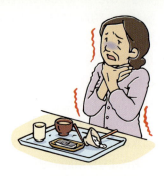

2 事例の解説

- 気道に物が詰まれば窒息です.
- 異物により気道がふさがり苦しんでいる患者は, **顔全体が紅潮して腫れ上がり, 鼻翼呼吸や鎖骨上窩の陥没, 胸鎖乳突筋の使用**がみられます. 末梢（口唇や耳介, 爪床）にチアノーゼを呈し, みるみるうちに低酸素血症が進行します.
- 摂食における咀嚼と嚥下にはいくつかの神経が関与しています. 三叉神経や顔面神経, 舌咽神経などの脳神経が脳出血や脳梗塞によって障害されると嚥下障害が生じ, 誤嚥による窒息の可能性が高くなります.
- また, パーキンソン病や重症筋無力症, 多発性筋炎などの神経疾患, 口腔がんなども嚥下障害の原因となります.
- さらに, 老化に伴う摂食・嚥下機能の低下もその要因となります（**表1**）.

表1 老化に伴う摂食・嚥下機能の低下の原因

・虫歯などで歯が弱り, 咀嚼力が低下する
・口腔, 咽頭, 食道など嚥下筋の筋力が低下する
・粘膜の知覚, 味覚が変化（低下）する
・唾液分泌の減少, 唾液の性状が変化する
・喉頭が解剖学的に下降し, 嚥下反射時に喉頭挙上距離が大きくなる
・無症候性脳梗塞の存在（潜在的仮性球麻痺）がある
・注意力, 集中力が低下する

3 アセスメントの視点

- 喉をわしづかみするような徴候はチョーキングサイン（万国共通の窒息サイン）です（図1）．このようなサインを示している患者を発見した場合，窒息と判断します．声の出せない咳，話せない，チアノーゼ，息ができないなどの呼吸困難の症状がみられます．発語が困難な場合は異物により気道が完全に閉塞していると考えられ，一刻も早く異物を取り除かなければ死にいたります．

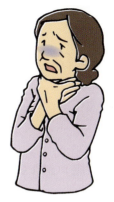

図1　チョーキングサイン

4 すぐにでもやるべきこと

- 窒息は生命にかかわるため，すみやかな処置が必要となります．ただちに「喉に何か詰まりましたか？」と窒息かどうかを尋ねます．患者がうなずくだけで声が出ないようなら素早く以下の対応に移ります．軽度の閉塞であれば呼吸を続けることができます．咳が出るようであれば咳を続けるように促します．

1）応援を要請する

- 大きな声で叫ぶ，またはナースコースで応援を要請します．同時に救急カートと除細動器（またはAED）を準備します．

2）異物を除去する

- 患者の意識があれば，ハイムリック法（腹部突き上げ法）をすぐに行います（図2）．異物が取れる，または患者の反応（意識）がなくなるまでくりかえし行う．妊婦や太った人などで腕が腹部にまわらない場合は，両手を胸にまわして，腹部の代わりに胸部を突き上げる．もしくは背部叩打法を試みる（表2）．

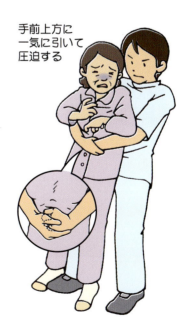

図2　ハイムリック法（腹部突き上げ法）

表2　異物除去の方法

方　法	手　技
背部叩打法	左右の肩甲骨のあいだを，手の付け根部分で連続して強く叩く．
ハイムリック法 （腹部突き上げ法）	患者の背後に立ち，患者を抱えるようにして腹部へ腕をまわす．一方の手で握り拳をつくり，臍の上で剣状突起より下方部分に拳の親指側を当てる．もう一方の手を添えて手前上方に一気に引いて腹部を強く圧迫する．
胸部突き上げ法	腹部突き上げ法と同じく，胸骨の中心を垂直に突き上げる．妊婦や太った人などで腕が腹部にまわらない場合に行う．

3）反応（意識）がなくなればすぐにCPRを始める

- 詰まった異物が除去できず，患者の反応（意識）がなくなった場合はすみやかに心肺蘇生（CPR）を始めます．応援とAEDを要請していない場合は，すぐに要請します．
- 通常のCPRと異なる点は，気道確保のたびに口のなかをのぞき，喉の異物を確認することです．異物がみえれば取り除けますが，盲目的指かき出しは異物を喉の奥に押し込んでしまうおそれがあるため，やみくもに指をいれてはいけません．
- 医師が到着するまでCPRを継続し，胸骨圧迫に伴う異物の移動を促します．

4）喉頭展開による異物除去

- 救急カートが到着したら，喉頭鏡とマギール鉗子で異物除去を試みます．少し舌を持ち上げるだけでも異物がみえる場合もあり，異物を確認できればすみやかにマギール鉗子で取り除きます．

参考文献
1）石井恵利佳：こんなときどうする!?　窒息．月刊ナーシング 31（11）：8-15, 2011
2）三上剛人：食べ物や異物がつまり苦しんでいる（成人）．異変発生！ナースならできておくべきすぐやる技術（三上剛人監），p.46-47, 学研メディカル秀潤社，2014
3）日本蘇生協議会監：一次救命処置．JRC蘇生ガイドライン2015, 医学書院，2016

第 2 部

蘇生の技術編

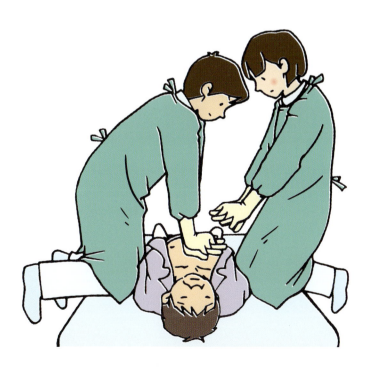

第2節

藩主の技術的擁護

第1章 心停止に対する蘇生：一次救命処置（BLS）

A 病棟における心停止への対応

1 成人に対する一次救命処置（BLS）

心肺蘇生法の実施手順

- 心停止に対する援助技術は，国際蘇生連絡協議会（International Liaison Committee on Resuscitation：ILCOR）にて5年ごとに見直されます．見直しは，蓄積された研究結果に基づき行われていて，手順化された心肺蘇生法（Cardio-Pulmonary Resuscitation：CPR）が生まれます．
- 心停止の対応は，図1のように行います．

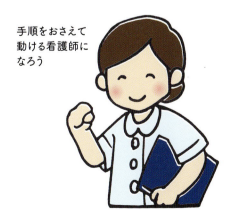

手順をおさえて動ける看護師になろう

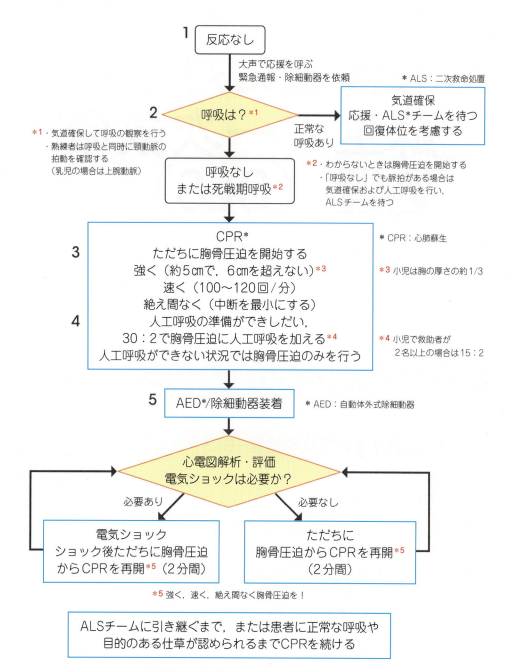

図1　成人に対する心肺蘇生法の手順
［日本蘇生協議会監：JRC蘇生ガイドライン2015, p.49, 医学書院, 2016］

AEDとは

- AEDは自動体外式除細動器とよばれています（図2）．
- 成人の心停止状態の1つに，心室細動があります．心室細動は，電気的治療によって循環動態を改善する可能性が高い致死性不整脈です．したがって，いち早く電気的除細動を行うことが，救命率の向上につながります．
- AEDは自動的に心臓の状態を解析して，電気ショックが必要かを判定してくれます．

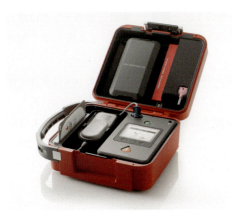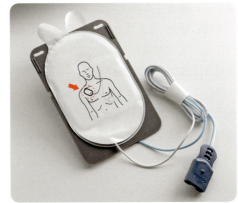

図2　AED（左）と成人用パッド（右）

2　小児に対する一次救命処置（BLS）

- 小児とは「1歳以上から思春期まで」をいいます．
- 小児の心停止状態を引き起こす原因の多くは呼吸原性です．呼吸原性とは，気道になんらかのトラブルを引き起こして発生しています．そのため，体内では，低酸素血症となり，心停止にいたります．したがって，小児のBLSは，人工呼吸がたいへん重要になります．
- 小児のBLS手順は，<u>目の前で倒れた心停止状態に陥っている小児の場合は，成人と同じ</u>です．
- 呼吸と脈拍は同時に確認（10秒以内で）しますが，呼吸がない，もしくは死戦期呼吸の場合は，心停止状態と仮定します．また，脈拍が60回／分以下で循環不全の徴候がある場合も，胸骨圧迫の対象となります．
- もし，倒れているのを発見（倒れたのを目撃していない）し，心停止状態に陥っている小児の場合は，<u>2分間のCPRをまず行ってから，救急コールをします</u>．ただし，その場から離れず，人手を集める手段（救助者が2人以上いる，ナースコールがあるなど）があれば，成人のBLS手順に沿って実施します．
- <u>小児の胸骨圧迫の深さは，5cm（胸の厚さ3分の1以上押す），胸骨圧迫のテンポは成人と同じ</u>です．1人法では，胸骨圧迫：人工呼吸＝30：2で行います．2人法では，胸骨圧迫：人工呼吸＝15：2で行います．

3 乳児に対する一次救命処置（BLS）

- 乳児とは「分娩室にいる新生児を除く1歳まで」をいいます．小児と同様，心停止状態を引き起こす原因の多くは呼吸原性です．
- 乳児のBLSは，小児のBLSと同じです．
- 意識の確認は，足の裏を叩いてみて，反応をみます．脈拍の確認は，上腕動脈を触知します．
- 乳児の胸骨圧迫の深さは，4cm（胸の厚さ3分の1以上押す），胸骨圧迫のテンポは成人と同じです．1人法では，胸骨圧迫：人工呼吸＝30：2で行います．2人法では，胸骨圧迫：人工呼吸＝15：2で行います．
- 胸骨圧迫は，乳頭を結んだ線（乳頭間線）の真ん中を人差し指と中指，もしくは中指と環指の2本で圧迫します．
- 救助者が2名の場合は，「胸郭包み込み両拇指圧迫法」を用いますが，日ごろより訓練された者のみという条件がついています．

B　BLS（一次救命処置）の実際

1　傷病者周囲の状況確認を行う

根拠

周囲の状況を確認することで，救助者の安全を確保します（図1）．具体的には，ベッド周囲や傷病者（患者）の状況（不自然な点はないか）など，環境について，よく観察します．救助者である看護師自身について安全が確保できない場合は，傷病者に触れたり，近づくことができません．救出する人に被害があっては，救命も不可能になるためです．

臨床の実際

傷病者の発見は，救助者の視覚や聴覚を用いた気づきから始まります．視覚では，傷病者の表情，皮膚色，しぐさ，発汗の有無や，息のしかた．聴覚では，息の音，発声（言葉として発する）か発音（うー，あーなど）か，そのほかの音などから異常を察知します．異常を察知したら，周囲の状況を確認し，傷病者に触れます（触覚）．

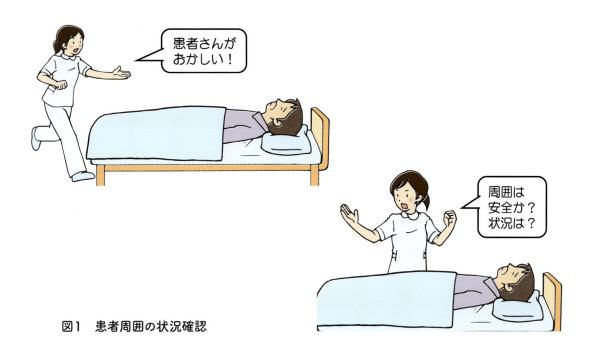

図1　患者周囲の状況確認

2 救助者自身の感染防御を行う

根拠 急変対応時では，傷病者の感染に関する情報が乏しいです．そのため，血液を含む体液は，感染源であると仮定し，救助者の感染対策を講じる必要があります．急変対応中も，体液汚染に十分注意して援助するようにします．

臨床の実際 手袋，ガウン，マスク，ゴーグルなど感染防護用具を装着します．また，人工呼吸では，傷病者の口と直接接触することを避けるために，フェイスマスクを用いるようにします（図2）．

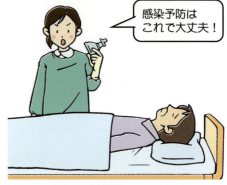

図2 感染防御の実施

3 意識の確認

根拠 傷病者に，音と刺激を与えることで，意識の覚醒状態を判断します．急変対応では，詳細な意識障害の程度を観察することが目的ではありません．音と刺激によって得られる反応を「ある」または「なし」で判定します．刺激では，身体を揺さぶってはいけません．頸椎保護を考えて，両肩を叩くようにします．

臨床の実際 声は大きく傷病者の耳元近くで発声します．両肩をやや強めに叩いて刺激を加えます．この2つの動作で意識の確認をします（図3）．

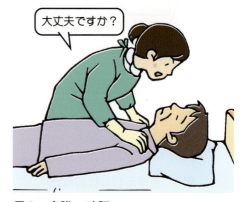

図3 意識の確認

4 人を集める，物を集める

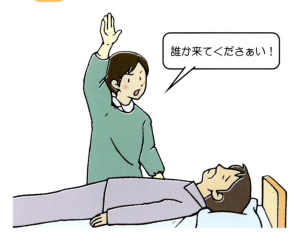
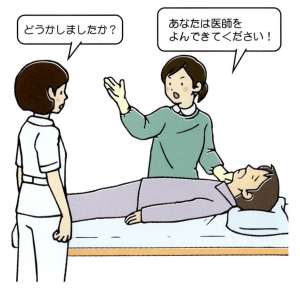
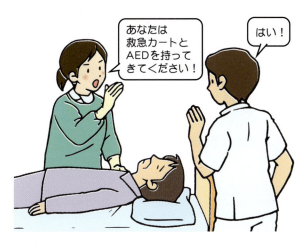

図4　人と物を依頼

> **根拠**　急変時は，チーム医療で行います．救命率向上には，早期に医師を中心とした治療チームを結成し対応することが必要です．一次救命処置（Basic Life Support：BLS）に引き続き，すぐに二次救命処置（Advanced Life Support：ALS）が行われるため，人員と必要物品を最初に依頼し準備するようにします．依頼した指示は，実行されなければ，治療に影響を与えます．確実に誰に依頼したとわかるように，指示を出す必要があります．

> **臨床の実際**　ナースコールやスタッフコール，大声で叫ぶなどして，異常事態を知らせます．集まってきた人に，人（医師への連絡，看護人員の応援要請）と物（救急カート，心電図モニター，除細動器）を依頼します（図4）．できるだけ，一人一役で指示をするのが望ましいです．
> 　依頼をするときは，依頼をする人の目をみて，指をさして，指示をするようにします．

5　気道確保

根拠

　意識のない傷病者は，舌が咽頭後部に落ちこむことで気道閉塞を招いています．結果的に，換気ができない状態にあります．救助者は，徒手的に下顎を持ち上げることで，傷病者の気道を開通させることができます．下顎挙上法の場合は，頭部後屈を行わない気道確保の手技です．そのため，転落や外傷など頸椎損傷の可能性のある傷病者に，頸椎保護が目的で使用されます．しかし，下顎挙上法の換気のむずかしさから，有効に換気が行えない場合は，頭部後屈あご先挙上法を選択します．

臨床の実際

　頭部後屈あご先挙上法は，通常の気道確保として用いる手技です（図5）．救助者は，傷病者の側方に位置し，救助者の手は図5のように，傷病者の額（おでこ）とあご先の硬い部分に置きます．
　下顎挙上法は，頭部後屈をすることなく下顎のみを挙上します（図6）．両方の拇指球を頰骨に置き，中指・環指・小指は下顎の縁に掛けます．テコの原理で，下顎を上方に持ち上げるようにします（受け口のようにする）．

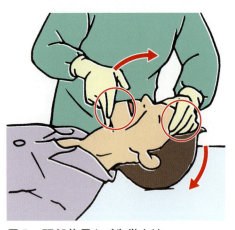

図5　頭部後屈あご先挙上法

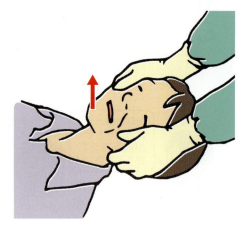

図6　下顎挙上法

6 呼吸の確認

根拠　呼吸がない，もしくは死戦期呼吸の場合は，心停止状態と仮定してよいとなっています．つまり，呼吸の確認は，胸骨圧迫の開始判定にあたります．死戦期呼吸は，有効な換気が伴わない異常呼吸です．突然に自分の目の前で倒れた心停止状態の人や，致死性不整脈の1つである心室細動の人では，高い頻度で死戦期呼吸を認めます．「呼吸あり」と判断しないように，注意が必要です．

臨床の実際　呼吸によって生じる胸の上下運動，おなかの上下運動を5〜10秒以内で観察します（図7）．呼吸がない場合，死戦期呼吸である場合は，即座に胸骨圧迫を開始します．呼吸の確認時には，頸動脈の拍動をいっしょに確認する方法もあります（図8）．

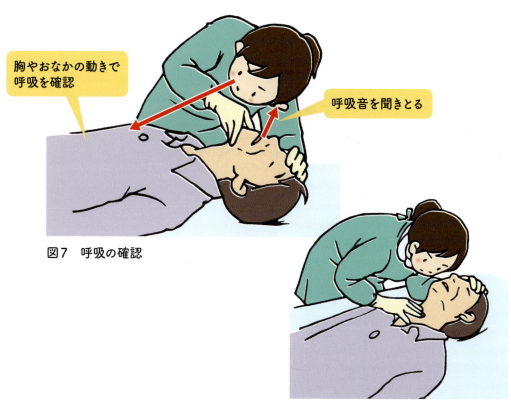

図7　呼吸の確認

図8　呼吸の確認と頸動脈の触知

7 脈拍の確認

根拠　呼吸と脈拍の確認を同時に行う理由は，心停止状態と判断する精度を増すことにあります．BLSにおける呼吸と脈拍の同時確認は，異常な呼吸かどうかわからなくても，脈拍が触れないもしくは不明瞭の場合（脈拍が確実に触れている状態ではない）であれば，心停止状態と仮定して胸骨圧迫を開始できると考えられます．脈拍確認については，このあとのALSにおいても，無脈性電気活動（pulseless electrical activity：PEA）を判別するために重要な技術です．

臨床の実際　頸動脈は，気管と胸鎖乳突筋の間に位置します（図9）．頸動脈の触知は，救助者側（手前）の頸動脈を触知し，示指，中指の2本，または環指を入れた3本の指で行います．傷病者ののど仏を確認したら，手前の方へ指をずらしていくと，気管と胸鎖乳突筋の間に頸動脈を触れます．頸動脈の拍動が触れない，または不明瞭（触れるかどうかわからない）場合は，即座に胸骨圧迫を開始します．

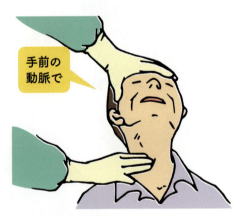

図9　頸動脈の確認

8　胸骨圧迫

根拠　胸骨圧迫の目的は，脳灌流と冠動脈灌流を保つことにあります．救命のためには，脳実質への酸素の運搬と，心筋への酸素や投与された薬剤の運搬が必要です．そのため，胸骨圧迫は有効に行われる必要があります．有効に行われる要素は，①押す位置，②押す深さ，③押す速さ，④押した後の胸壁の戻り，⑤中断しない，ことです．

臨床の実際　胸骨圧迫の位置は，胸の中央になります（図10）．ちょうど，胸骨の下半分を押していることになります．ただし，剣状突起近くは圧迫してはなりません．効果的に胸骨を圧迫するためには，救助者の腕は，地面に対して垂直に伸ばし，背筋もしっかり伸ばします．両肩と胸骨圧迫部位に置いた点（力点）を結ぶと，ちょうど二等辺三角形になるようにします．この状態で，上半身の体重を利用しながら胸骨を圧迫します．力点に置いた手は，両手を重ねるか，指を組むようにして，手掌基部で圧迫するようにします（図11）．

▍留意点
- 胸骨圧迫を行うにあたり，効果的な圧迫をするための以下のような①〜③の3つの重要事項と，さらに意識しなければならない④〜⑤の2つの注意事項を合わせた5つのポイントがあります．

①速　さ
- 1分間に100〜120回のテンポで胸骨圧迫を加えることを指しています．遅くならないように気をつけます．

②深　さ
- 5〜6cm以上の深さを維持できるように胸骨圧迫を加えることを指しています．浅くならないように気をつけます．

③戻　り
- 胸壁を圧迫したとき，次の圧迫をするために胸壁をもとの状態（胸骨圧迫を押し始める直前の状態）に戻すこと（リコイル）を指しています．
- 中途半端に戻しかけた状態から再圧迫をしないように気をつけます．

④声を出して数える
- 胸骨圧迫を継続して行う際に，速さとテンポを意識できることと，胸骨圧迫と人工呼吸の組み合わせを何セット行ったかを覚えておくために必要です．
- また，2人以上でCPRを行っている際には，ほかの救助者と胸骨圧迫の回数を共有す

るために必要となります．

⑤中断は最小限にする

- 胸骨圧迫を中断するような場合は，人工呼吸をするとき，AEDの解析とショックのとき，傷病者を移動させるとき，胸骨圧迫などの役割を交替するときなど，さまざまな場面が想定されます．
- 胸骨圧迫を中断する時間が長ければ長いほど，冠動脈灌流圧（冠動脈フロー）を極端に減衰させてしまうため，AEDや除細動器の除細動成功率を低下させたり，心筋のダメージを助長させたりします．人工呼吸のために行う胸骨圧迫の中断時間は10秒以内，胸骨圧迫の役割交替で生じる中断時間は5秒以内にする必要があります．

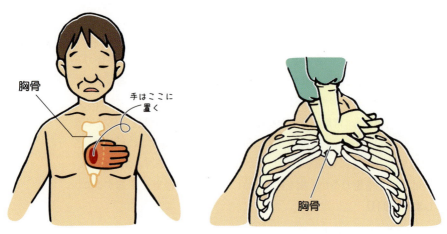

図10　胸骨圧迫部位と手を置く位置

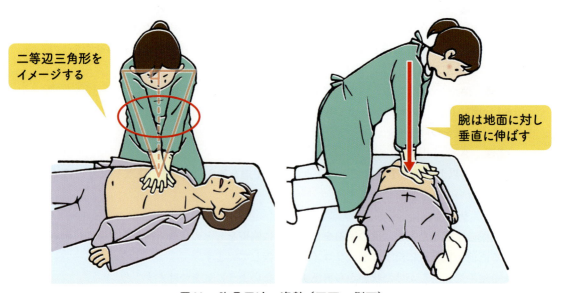

図11　胸骨圧迫の姿勢（正面，側面）

9 人工呼吸 ①口鼻対マスクで行う方法

根拠

人工呼吸では、感染防止のためにフェイスマスクを用います（図12）。フェイスマスクは、口と鼻を同時に被い換気をします。息を吹きこむ際の注意点は、吹きこむ速さと吹きこむ量です。一気に吹き込みを行うと、吹き込んだ息が食道を通り、胃の膨満を招きます。胃の膨満は、横隔膜を挙上させ、換気を妨げます。また、胃の内容物を逆流させ、窒息状態や誤嚥を招きます。1回の吹きこむ量が多い（過換気といいます）場合には、胸腔内圧が上昇して、静脈還流が低下します。その結果、心臓へ戻る血液量が少なくなり、胸骨圧迫による循環維持を低下させることになります。

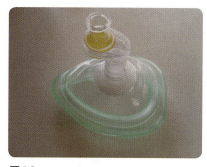

図12　フェイスマスク（Pocket Mask®）

臨床の実際

フェイスマスクのあて方は、マスクの尖っているほうを傷病者の鼻側に置き、鼻翼に沿って傷病者の皮膚に密着させていきます。できるだけ、マスクと傷病者の皮膚との間は、すき間が少なくなるようにします。1人で行うCPRの場合は、側方手技を用います（図13）。2人で行うCPRの場合や下顎挙上法での人工呼吸では、頭側手技を用います（図14）。フェイスマスクの持ち方には2つの方法があります。1つはEC法（図13, 14左の赤線）、もう1つは拇指球法です（図14右）。

側方手技の場合は、傷病者の頭側の手の拇指と示指で「C」の形を作ります。一方、傷病者の足側の手は、マスクの縁とあご先を拇指と示指で上方へつまみ上げて下顎を挙上させます。または、拇指と示指で「C」の形を作りマスクを皮膚に密着させて、中指・環指、小指で「E」の形を作り、あご先を挙上させます（図13）。

拇指球法の場合は、両拇指球をマスクの両側に置き、傷病者の皮膚に密着させます。示指・中指・環指・小指の位置は、下顎縁に4本の指をそえるように当て、下顎のみ上方へ持ち上げます（受け口にするような感じ）。

吹きこむ量は、胸が挙がる程度（挙がりすぎないようにします）。1回の吹き込みの時間は、1秒かけて行います。

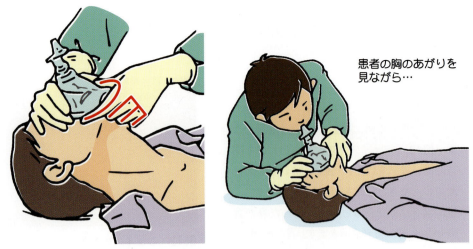

図13 側方手技による人工呼吸とその姿勢

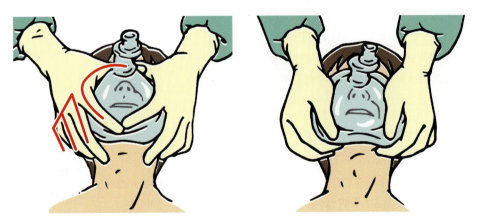

図14 頭側手技（EC法［左］，拇指球法［右］）によるマスクの把持方法

10 人工呼吸 ②口鼻対バッグバルブマスクで行う方法

臨床の実際

　人工呼吸には，フェイスマスクを用いるほかに，バッグバルブマスク（bag valve mask：BVM）による人工呼吸もあります（図15）．把持方法はフェイスマスクと同じです．ただし，BVMの使用条件は，2人で行うCPRであること，頭側手技のみでの使用とします．バッグが大きいため，過換気になりやすいので注意が必要です．図16は，2人で換気を行う場合を示しています．1人がマスク把持を両手で行い，もう1人がバッグを揉みます．BVM換気は，1人で行うよりも2人のほうが，使用しやすくなります．

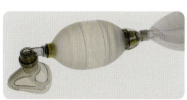

図15 バッグバルブマスク（レールダルシリコンレサシテータ®）
[写真提供：レールダルメディカルジャパン株式会社]

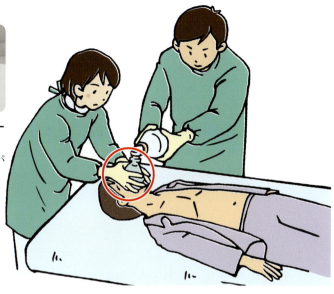

図16 バッグバルブマスクによる人工呼吸（EC法）

11 胸骨圧迫と人工呼吸の回数

根拠　10秒以上の胸骨圧迫の中断は，冠動脈灌流圧（冠動脈フロー）を著しく低下させます．冠動脈灌流圧は，胸骨圧迫中断により低下します．冠動脈灌流圧の低下は，自己心拍再開に大きく影響を与えているため，胸骨圧迫の中断は最小限にする必要があります．

臨床の実際　胸骨圧迫を30回行い，続けて人工呼吸を2回行います．胸骨圧迫の深さは5〜6cmです．しかし，胸骨圧迫の深さは，浅くなる傾向が強いため，5cm以上押すイメージを持つことは非常に重要です．胸骨圧迫の速さは，1分間に100〜120回です．胸骨圧迫をしている最中の胸壁の戻りは，胸骨を圧迫したら，もとの状態まで胸壁を確実に戻してから，次の胸骨圧迫の動作に移るようにします（199-200ページ，胸骨圧迫の留意点参照）．

12 救助者2人によるBLS

根拠　2人法CPRは，換気担当と胸骨圧迫担当に分かれてCPRを行います（図17）．換気担当者は，胸骨圧迫が効果的に行われているか確認することができます．また，胸骨圧迫担当者は，換気の入り具合を確認することができます．

臨床の実際　互いに指摘し合いながら，さらに効果的なCPRになるように連携することが大切です（図18）．胸骨圧迫担当者は，回数を声に出して行います．つまり，換気担当者は，人工呼吸のタイミングを胸骨圧迫回数から知ることができます．

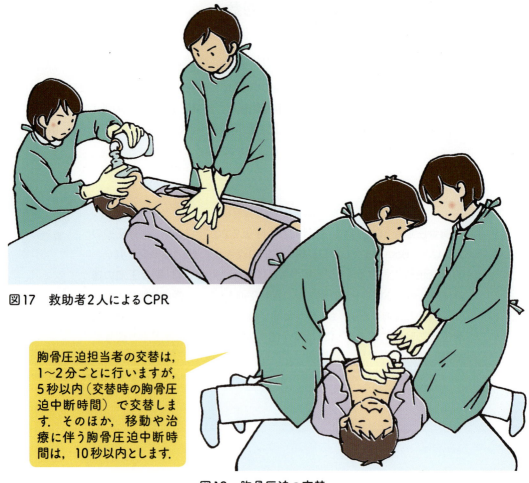

図17　救助者2人によるCPR

胸骨圧迫担当者の交替は，1〜2分ごとに行いますが，5秒以内（交替時の胸骨圧迫中断時間）で交替します．そのほか，移動や治療に伴う胸骨圧迫中断時間は，10秒以内とします．

図18　胸骨圧迫の交替

13 AEDを使用する

- 意識がなく，呼吸がないか死戦期呼吸である場合に限り，AEDを使用できます．
- AED（自動体外式除細動器）の操作は図19のように行います．

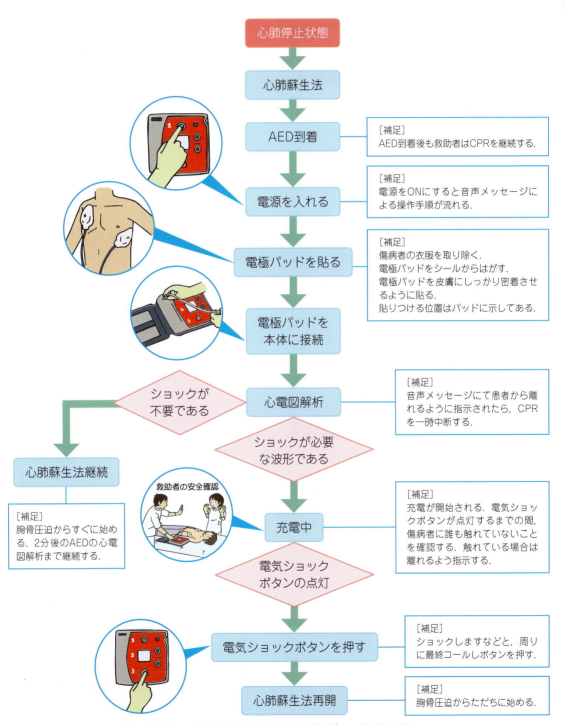

図19　AED（自動体外式除細動器）の操作手順

- 心電図の解析では，AEDがショックが必要か不要かを判断します．ショックが不要である場合は，引き続きCPRを行います．
- 電気ショックボタンが点灯した場合は，傷病者に救助者が触れていないことを確認したうえで，ショックボタンを押します．
- ショックボタンを押したら，すぐに胸骨圧迫を開始します．
- AEDは，メーカーによって操作方法が異なる場合があります．普段より自施設のAEDの操作に慣れておきましょう．

AED使用にあたっての留意点

- AED使用にあたっては，以下の点に留意します．

1）体表面が濡れている

根拠　ショック実行のとき，胸部の表面が汗などで濡れていると体表面通電するため，効果的に除細動が行えません．

臨床の実際　体表面が濡れている場合は，乾いたタオルなどで素早く胸部全体を拭いてから，パッドを貼ります．

2）パッドを貼る位置に貼付薬がある

根拠　パッドを貼る位置に貼付薬があると，パッドと貼付薬が重なります．そのため，ショックの電流が遮られ，エネルギーを効果的に与えることができません．

臨床の実際　貼付薬を剥がします．剥がした部分を素早くタオルで拭いてから，パッドを貼ります．

3）パッドを貼る位置にペースメーカーおよびICD（植込み型除細動器）がある

根拠 パッドを貼る位置にペースメーカーまたはICDがあると，ショックの電流が遮られ，エネルギーを効果的に与えることができません．また，AEDの心電図解析に影響を及ぼす場合があります．

臨床の実際 ペースメーカーまたはICDのある位置から，パッドをずらして貼るようにします．AEDを使用した傷病者は，循環器内科医師の診察とペースメーカーチェックを行う必要があります．

4）パッドを貼る位置に胸毛がある

根拠 胸毛が，貼付したパッドを浮かせ，AEDがうまく作動しないことがあります．

臨床の実際 体表面にパッドをしっかり密着させることを試みます．それでも，パッドの確認を促す音声メッセージがある場合は，①パッドを勢いよくはがすことで胸毛を処理し，新しいパッドを貼る，または，②素早くT字カミソリなどで除毛し，新しいパッドを貼る，のいずれかを行います．

5）小児用パッドの使いかた

根拠 小児用パッドは，小児に必要なエネルギー量に調整されています（図20）．したがって，小児用パッドは，成人には使用できません．小児用パッドは，新生児を除く乳児・小児まで使用可能です．しかし，現実的に，乳児においては小児用パッドが大きすぎて理想的ではありません．また，AEDを必要とする不整脈を起こしている可能性も少ないと考えます．乳児は，基礎疾患に循環器疾患がなければ，とにもかくにも，人工呼吸を含めたCPRを優先して行うのがよいでしょう．

> **臨床の実際**
>
> 小児用パッドは，成人には使用できませんが，小児には成人用パッドは使用できます．
>
> 使用方法は，成人用のパッドと同じです．
>
> 小児用パッドがない場合は，成人用パッドを使用します．

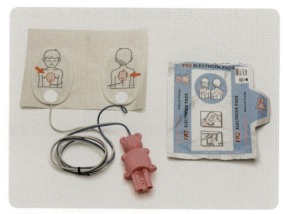

図20　小児用パッド
[写真提供：レールダルメディカルジャパン株式会社]

参考文献
1) 日本蘇生協議会監：JRC蘇生ガイドライン2015，医学書院，2016
2) American Heart Association：AHA心肺蘇生と救急心血管治療のためのガイドラインアップデート2015，シナジー，2016
3) American Heart Association：BLSヘルスケアプロバイダー受講者マニュアル AHAガイドライン2010準拠 (境田康二ほか訳)，p.29，シナジー，2011

第2章 心停止に対する蘇生：二次救命処置（ALS）

A 病棟における心停止への対応

1 成人に対する二次救命処置（ALS）

ALSの実施手順

- BLSのみでROSC（return of spontaneous circulation：心拍再開）が得られないときにALSが必要となります（図1）．
- ALSにおいても質の高いCPRの継続はもっとも重要なことです．

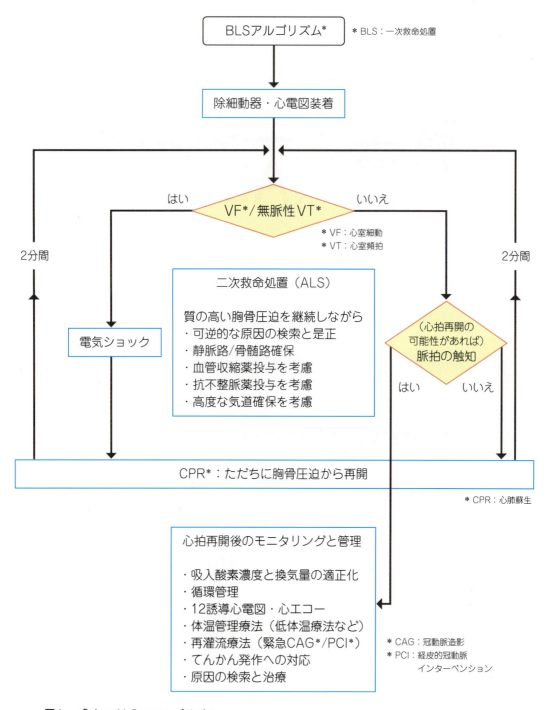

図1 成人のALSのアルゴリズム
[日本蘇生協議会監：JRC蘇生ガイドライン2015, p.48, 医学書院, 2016より転載]

B ALS（二次救命処置）の実際

1 原因検索と是正

根拠

　蘇生のための救命処置と合わせて原因検索を進め，治療を行うことが蘇生，社会復帰につながります．ただし，救命処置を行いながらの原因検索となるため，検査が可能かどうか必要かどうか判断をしながら行うこととなります．

　蘇生治療と並行して行いやすい検査には，採血，超音波検査があります（図2，3）．とくに初療室で血液ガス分析が行える施設では，可能なかぎり早い段階で検査をすることで，搬送から数分で心停止の原因検索と治療が始められる場合があります．

臨床の実際

　心停止中には末梢静脈からの採血は困難な状態となります．そのため，鼠径動脈から胸骨圧迫を行いながら採血を行います．動脈採血となれば，医師が行う処置となります．

　質のよい胸骨圧迫が継続されていること，胸骨圧迫によって穿刺部位がずれる可能性もありますので，その介助が必要となります．また，心停止症例では凝固能がすでに破綻していますので，採血後の圧迫止血をしっかりと行う必要があります．

　血液ガス分析が処置室内で行える施設では，検査部内で行う血液検査の採血オーダーと併せて実施しましょう．機械によりますが，数分で検査結果が出ることから，なにが心停止の原因となっているのか，心停止からどのくらいの時間が経過しているのかを判断する材料となり得ます．

　電解質や，ヘモグロビンなどの値は原因を検索するのに重要な情報となり，また，異常値を是正するための治療・処置も合わせて行うことができます．

　pHや乳酸値は治療に反応できる状態にあるかどうか，蘇生処置を継続するべきかどうかを判断するための情報の1つとなることがあります．ただし，実際の採血では動脈血ではなく静脈血採血となる可能性も多いことや，動脈血だったとしてもその酸素化などについては信頼性の高いものではないといわれています．

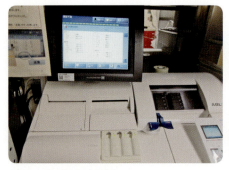

図2　血液ガス分析

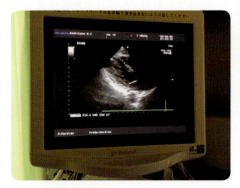

図3　超音波検査

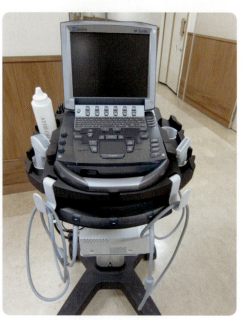

2　静脈路/骨髄路確保

根拠

　患者が搬送されて来たら，もしくは心停止の患者と出会ったらBLSと並行してただちに行うべき処置の1つといえます．

　静脈路を確保することで，心停止にいたった原因の治療薬の投与がすぐに行えます（図4）．また，循環血液量減少の状態では大量の輸液や輸血が必要となります．そのため，なるべく太い静脈針を選択し，血管確保を行います．

　静脈の確保が困難な症例（乳幼児や高齢者など）では骨髄路を確保し，薬剤投与を行います（図5, 6）．

臨床の実際

①静脈路

静脈路はすばやく確保することが求められますので，上肢の太い静脈を選択します．正中皮静脈が選択肢としてよくいわれていますが，胸骨圧迫やエコー検査などの処置と並行して行うことが多いため，前腕の静脈からの穿刺が可能であれば，より多くのことが同時に行えます．

緊迫した状況での処置となりますので，針刺し事故などには十分注意が必要です．また，その後の処置や検査が続きますので，しっかりと確実な固定を行うこと，穿刺部が観察できる状態とすることも大切な看護ケアとなります．

②骨髄路

高齢者や乳幼児など静脈路確保が困難な症例では，骨髄路の確保へ切り替えます．

医師が行う処置となりますので，骨髄路の準備とその固定をしっかりと介助しましょう．

骨髄路にはいくつかのタイプがありますが，いずれも穿刺後には通常の静脈路で使用する点滴と輸液ラインが用いられます．また，骨髄に直接（専用の）針を留置することになるので，感染には十分注意が必要となります．留置後は72時間を目安に抜去することが推奨されています．

穿刺時には輸液を10mLのシリンジでフラッシュすることが必要となります（針が骨髄で閉塞しているためそのまま輸液を落としても滴下できません）．

フラッシュ後にルートを接続し，滴下可能かどうかを確認します．滴下が可能であればその後血管収縮薬などの薬液投与も行えます．骨髄路はしっかりと固定します．

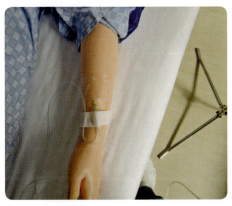

図4　静脈路確保

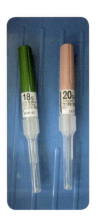

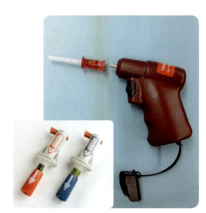

図5　骨髄針

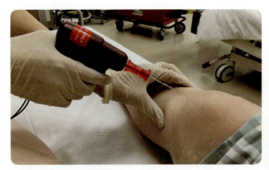
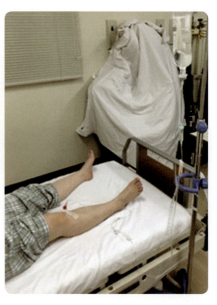

図6　骨髄路確保
①穿刺部位を消毒します．
②骨髄針で脛骨の近位端側，内側に穿刺します．
③10mLシリンジにつめた生理食塩液でフラッシュをします（骨髄液によるつまりを防ぐ）．
④しっかりと固定をして輸液セットをつなぎ，輸液を開始します．
⑤骨髄液を血液同様に検査に提出できますが，吸引することでの針のつまりを起こす可能性があります．

3 血管収縮薬を考慮

根拠　血管収縮薬（アドレナリンやバソプレシン）が生存退院や神経学的転帰を改善するという根拠ははっきりしていません．ただし，ROSC（return of spontaneous circulation：心拍再開）率と短期間の生存率を改善する，という研究結果は出ていますので，心停止中に投与を考慮してもよいといわれている数少ない薬剤です（図7）．

臨床の実際　BLSと並行して輸液ルートが確保できたら，通常，アドレナリン1mgを3～5分間隔で静脈投与します．心停止の心電図の波形にかかわらず投与します．

アドレナリン投与時にはただちに薬剤の効果が発揮できるように，生理食塩液やリンゲル液を20mLほど後押しとしてフラッシュします．また，投与した後には記録に投与時刻を記載し，タイマーを使って医師指示の時間（3～5分間隔）のカウントをします．

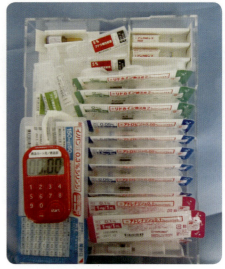

図7　ALSで使われる薬剤

4 除細動療法

> **根拠**
>
> BLSでも述べられていますが，VF/無脈性VTの心電図波形を確認した際には迅速な除細動を実施する必要があります．
> 質の高いCPRとVF/無脈性VTへの除細動が唯一生存退院率を向上させることが明らかとなっています．

> **臨床の実際**
>
> 除細動器には二相性のタイプと単相性のタイプがあり，推奨されるエネルギーレベルが違います．基本的には二相性では150〜200J，単相性では360Jとなっています．また，除細動器の種類によってはAEDモードで利用可能なタイプもあります．自施設で使用している除細動器がどのようなものなのか，日頃から使用方法について確認しておきましょう（図8）．

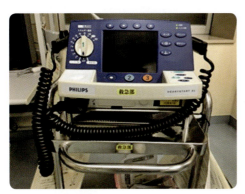
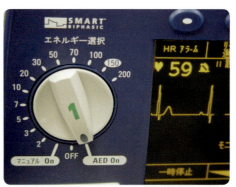
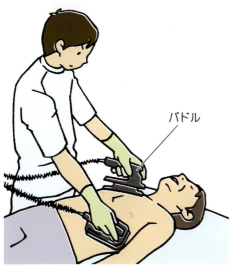
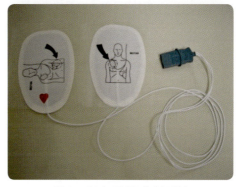

図8　除細動器（二相性）

5 VF/VTの場合に抗不整脈薬を考慮

根拠　VF/VTでは除細動が効果を示しますが、除細動に反応を示さない、治療抵抗性のVF/無脈性VTには抗不整脈の投与を考慮してもよいといわれています。
　アミオダロンやニフェカラント、あるいはそれらが使用できない場合にはリドカインが使用されます。

臨床の実際　アミオダロンやニフェカラントは性質上5%ブドウ糖液での希釈が必要となります。救急カートなどに一緒にセットしておくとよいでしょう（図9）。また、静脈投与後に持続投与することもあります。医師に確認し準備していきます。

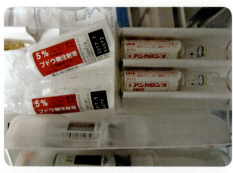

図9　アミオダロンと5%ブドウ糖液

6 気管挿管・声門上気道デバイスを考慮

根拠　気道を確保するために、確実な方法ですが、気管挿管は食道挿管などのリスクが高い処置であり、また、胸骨圧迫を行っている中で挿管処置をすばやく行うには熟練した手技が求められます。
　気管挿管が困難な場合には短期的使用食道・気管用二腔チューブ（コンビチューブ®）やラリンゲアルマスクエアウェイなど、より簡易な方法で気道確保が行える手技があることを覚えておきましょう。

臨床の実際　挿管時の胸骨圧迫の中断時間への考慮が必要です。そのため、まずは使用物品の準備をしっかり、確実に整えておく必要があります。施設によって使用している物品は異なりますので、普段から使用物品の確認をしておきましょう。

現在はビデオ喉頭鏡といって，モニターで声門を確認しながら挿管ができる器具もあります．心停止患者には口腔内に唾液や血液，嘔吐物が貯留していることも少なくありません．より確実な挿管が行えるよう患者の状態に応じて使用物品を準備しておくとよいでしょう（図10）．

　挿管処置の前には口腔内の貯留物を除去するために吸引を準備し，医師の挿管手技に合わせて必要物品を手早くわたし介助にあたります（図11）．

　挿管困難症例では胸骨圧迫の中断時間が長くなるようであれば，医師と情報を共有し，胸骨圧迫が継続できるよう介入する必要があります．

　挿管が行われた後には，必ず適切に挿管がされているかどうかの確認を確実に行う必要があります．挿管チューブのカフを膨らませた後に，聴診で両肺音，胃泡音の有無を確認する際には，視診で両胸郭がしっかりと挙上しているかどうかを確認（1次確認），その後，食道挿管検知器や呼気二酸化炭素検出器を用いて2次確認を行います（図12）．

　挿管の確認が取れたら，確実なチューブの固定を行います．

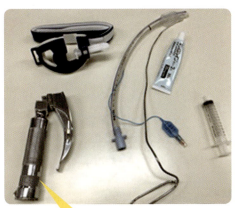

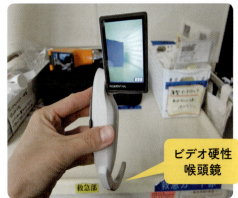

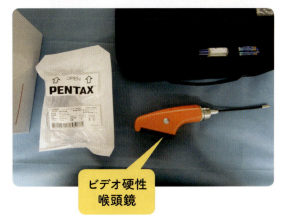

図10　気管挿管で使用する物品

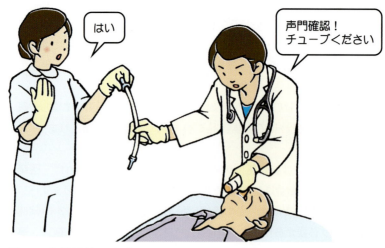

図11 気管挿管の介助

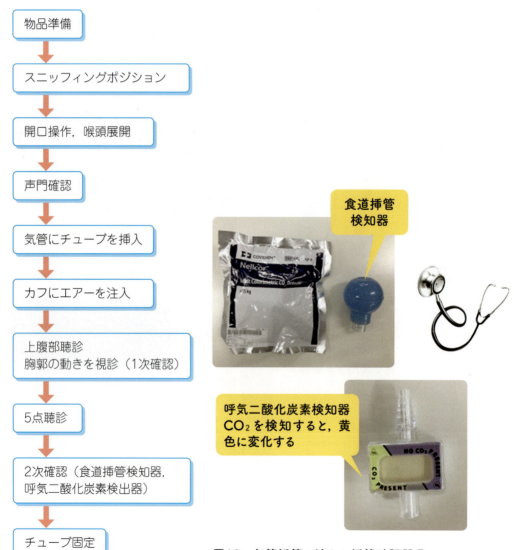

図12 気管挿管の流れと挿管確認器具

7 気管挿管後は連続した胸骨圧迫

根拠　気管挿管によって確実な気道確保が行われている状態では，胸骨圧迫と人工呼吸は非同期で，連続した胸骨圧迫を行います．

臨床の実際　気管挿管後の換気は，1分間に10回を目安として行い，過換気は避けます．声門上気道デバイスを用いた場合では，適切な換気が可能である，と判断される場合にかぎって非同期（連続した胸骨圧迫）でのCPRを行います．

8 $ETCO_2$ モニターを使用

根拠　挿管チューブの固定後は呼気終末二酸化炭素濃度（$ETCO_2$）モニターを装着し，モニターで波形の確認をします（図13，14）．$ETCO_2$ モニターでの波形の確認はCPR中の心拍出量の指標となります．胸骨圧迫の有効性や，ROSCの早期指標として使用できます．

臨床の実際　正常な状態では $ETCO_2$ の分圧は35～40mmHgの範囲内にあります．心停止中でも体内では CO_2 が生成されていますので，CPRによって血液循環がつくられることで $ETCO_2$ を測定することが可能となります．

モニターがない施設もあると思いますが，$ETCO_2$ モニターを行うことで，胸骨圧迫が適切に行えているか，ROSCとなったかどうかを早期認識するのに役立ちます．また，移動時などに挿管チューブの深さがずれていないかどうかに気づくこともできます．

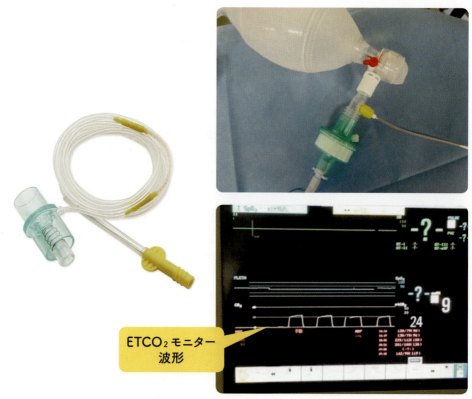

図13　呼気終末二酸化炭素濃度モニター

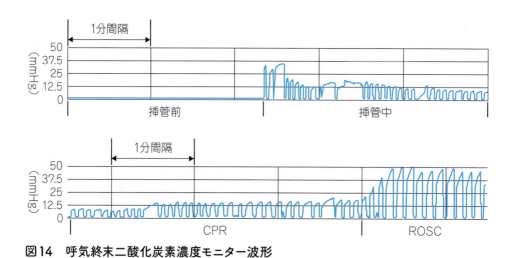

図14　呼気終末二酸化炭素濃度モニター波形

参考文献
1) American Heart Association：AHA心肺蘇生と救急心血管治療のためのガイドラインアップデート 2015, シナジー, 2016
2) 日本救急医療財団心肺蘇生法委員会監：救急蘇生法の指針2010（医療従事者用）, 改訂4版, へるす出版, 2012

索　引

和文索引

▼あ
アイウエオチップス　86
アスピリン喘息　137
アドレナリン　48, 214
アナフィラキシー　63
　　―の症状　48
　　―様反応　63
アナフィラキシーショック　47
アニソコリア　87
意識　13, 74
　　―の確認　194
意識障害　74, 159, 164
　　―の鑑別　86
　　―の初期診療　80
　　―のプロトコール　159, 164
意識レベルの評価　80
異常肢位　88
一次救命処置　22, 24, 189, 193
一次性頭痛　100
一次性脳障害　19, 75
イレウスの分類　93
エコノミークラス症候群　66
エマージェンシー・コーマ・スケール　82

▼か
解剖学的評価　7
下顎拳上法　17, 196
過換気症候群　171
可逆性気流閉塞　65
角膜反射　29
仮説演繹法　37
下部消化管穿孔　94
眼症状　84
感染防御　194
顔面神経麻痺　105

寒冷昇圧反応　180
気管支喘息　64
気管挿管　216
　　―の適応　17
　　―の流れ　218
気管挿管困難症例　217
気道　11
　　―の確保　196
気道異物　11
救急蘇生　22
急性アレルギー反応　47
急性冠症候群　36, 52
急性硬膜下血腫　76, 102
急性肺血栓塞栓症　56
急性心不全　68, 71
急性大動脈解離　54
急性中毒　35
急性緑内障　107
急変の観察能力　3
急変プロトコール　8
胸骨圧迫　199, 203
　　―の目的　199
胸痛　52, 121, 127
　　―のプロトコール　121, 127
キラーチェストペイン　52
キラーディジーズ　39
起立性低血圧　174
キリップ分類　59
緊急度　5
緊張型頭痛　101
緊張性気胸　34, 51, 58, 70, 138
クッシング徴候　87
くも膜下出血　101, 107
グラスゴー・コーマ・スケール　81
クループ症候群　63
群発頭痛　101
頸椎保護　194, 196
頸動脈の触知　198

頸脳動脈解離　102
血液分布異常性ショック　47
血管収縮薬　214
血管迷走神経反射　174
高カリウム血症　33
喉頭蓋炎　63
抗不整脈薬　216
硬膜外血腫　76, 102
絞扼性イレウス　93
呼気二酸化炭素検出器　217
呼吸　11
　　―の確保　197
呼吸管理　28
呼吸困難　62, 68, 133, 141, 171
　　―のプロトコール　133, 141
呼吸調節　72
呼吸不全　18
呼吸補助筋　12
骨髄路確保　212

▼さ
サイレントラング　69
酸素投与　15
酸素の運搬　20
サンプル聴取　40
気管支喘息　69
死戦期呼吸　197
失語症　107
失神　74, 175, 178
自動体外式除細動器　191
　　―の操作　205
ジャパン・コーマ・スケール　81
シャルコーの3徴　157
収縮期血圧　12
重症気管支喘息発作　71
重症急性膵炎　95
重症急性胆嚢炎　95
重症度　5

重点的アセスメント　7
循環　12
　—の維持　12
循環血液量減少性ショック　46
循環血液量の減少　32
消化管穿孔　94
上腸間膜動脈血栓症　93
上気道狭窄　11, 63, 71
上気道閉塞　11, 63, 69, 71
上部消化管穿孔　94
静脈路確保　212
　—の目的　16
初期アセスメント　7, 10
初期評価のポーズ　119
初期輸液　18
食道挿管検知器　217
除細動　215
ショック　43
　—の3徴　12
　—の5P　12, 44
　—の急変プロトコル　45
　—の分類　44
ショック症状　44
心外・閉塞性ショック　50
神経原性ショック　50
神経調整性失神　177
心原性ショック　47
人工呼吸　18
心室細動　191
心タンポナーデ　35, 50
心停止の対応　189
心肺停止の原因　32
心拍再開　27
深部静脈血栓症　56, 66
心不全　70, 145
髄膜炎　78, 102
　—の3徴　107
髄膜刺激症状　105
スタンフォード分類　54
頭痛　100
　—の程度　104
　—の様式　104
スティープルサイン　63
声門上気道デバイス　216

生理学的評価　7
全脳虚血　178
臓器疾患・代謝性脳症　79
側方手技　201
蘇生の中止　29

▼た
体温管理　28
対光反射　29
代謝性アシドーシス　33
大動脈解離　54
大量輸液　48
胆嚢結石　95
単麻痺　105
窒息　184
注視麻痺　106
中枢神経系感染症　77
中毒　169
中毒性疾患　79
チョーキングサイン　185
低カリウム血症　33
低血糖　19, 89
低酸素症　32
低体温　34
溺水　183
電解質異常　79
てんかん　79
頭蓋内圧亢進症状　104
瞳孔所見　84
瞳孔不同　87
橈骨動脈　12
頭側手技　201
糖代謝異常　79
頭部外傷　76
頭部後屈あご先挙上法　17, 196
ドゥベーキー分類　54
ドロッピングテスト　86

▼な
二次救命処置　22, 25, 209
二次性頭痛　101
二次性脳障害　19, 75
熱中症　170

脳血管障害　75
脳梗塞　76, 102, 107
脳出血　75, 102, 107
脳腫瘍　76, 102, 107
脳卒中　103
脳ヘルニア　77, 87

▼は
敗血症性ショック　49
肺血栓塞栓症　36, 66, 70
肺塞栓　66, 138
バイタルサイン測定　14
排尿失神　178
背部叩打法　185
ハイムリック法　185
バソプレシン　214
バッグバルブマスク　202
バレー試験　85
非特異的気道過敏性　65
フェイスマスク　201
腹痛　91, 148, 154
腹痛のプロトコール　148, 154
副鼻腔炎　103
腹部大動脈瘤　92
腹部突き上げ法　185
腹部のアセスメント　96
2人法CPR　204
片頭痛　100
片麻痺　105
報告のポイント　110
拇指球法　201
補助換気　18

▼ま
麻痺　105
マーフィー徴候　95, 157
慢性硬膜下血腫　102
脈拍の確認　198
モニター装着　15
問診　39

▼や
輸液の目的　16
予後判定　29

▼ら

雷鳴頭痛　102
リコイル　199
緑内障　103
臨床推論　37
レイノルズの5徴　157
レッドフラッグ　39

欧文索引

ABCDアプローチ　80
advanced life support（ALS）
　22, 25, 209
　―のアルゴリズム　26
　―の実施手順　209
AED　191
　―の操作　205

AIUEOTIPS　86
AVPUスケール　13
bag valve mask（BVM）　202
basic life support（BLS）　22, 24, 189, 193
　―のアルゴリズム　24
cardiopulmonary resuscitation（CPR）　22
croup症候群　63
Cushing徴候　87
DeBakey分類　54
deep vein thrombosis（DVT）　56
EC法　201
Emergency Coma Scale（ECS）　82
$ETCO_2$モニター　219

Glasgow Coma Scale（GCS）　13, 81
ISBARC　108
Japan Coma Scale（JCS）　13, 81
killer chest pain　52
killer disease　39, 52
Killip分類　59
MONA　54
NSAIDs　140
OPQRSSTT法　40
qSOFAスコア　49
red flag　39
SAMPLE聴取　40
SBAR　108
silent lung　69
Stanford分類　54

気づいて見抜いてすぐ動く
急変対応と蘇生の技術

2016年11月30日　発行	編集者　三上剛人
	発行者　小立鉦彦
	発行所　株式会社 南 江 堂
	℡113-8410　東京都文京区本郷三丁目42番6号
	☎(出版)03-3811-7189　(営業)03-3811-7239
	ホームページ http://www.nankodo.co.jp/
	印刷・製本　小宮山印刷工業
	組版　アメイジングクラウド株式会社

Ⓒ Nankodo Co., Ltd., 2016

定価はカバーに表示してあります．
落丁・乱丁の場合はお取り替えいたします．

Printed and Bound in Japan
ISBN 978-4-524-26797-2

本書の無断複写を禁じます．
JCOPY 〈(社)出版者著作権管理機構 委託出版物〉

本書の無断複写は，著作権法上での例外を除き，禁じられています．複写される場合は，そのつど事前に，(社)出版者著作権管理機構（TEL 03-3513-6969，FAX 03-3513-6979，e-mail: info@jcopy.or.jp）の許諾を得てください．

本書をスキャン，デジタルデータ化するなどの複製を無許諾で行う行為は，著作権法上での限られた例外（「私的使用のための複製」など）を除き禁じられています．大学，病院，企業などにおいて，内部的に業務上使用する目的で上記の行為を行うことは私的使用には該当せず違法です．また私的使用のためであっても，代行業者等の第三者に依頼して上記の行為を行うことは違法です．

ナースビギンズシリーズ

一人前をめざすナースのための
明日から使える看護手技

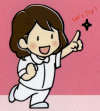

正しく・うまく・安全に
気管吸引・排痰法
著 道又元裕

その痰は本当に取らなければいけないの？看護が日々行う業務の中でも最も侵襲的な気管吸引と排痰法．患者にとって本当に安全で正しい手技とは何かを，明確な根拠と豊富なイラスト・写真で丁寧に解説．

B5判・126頁　2012.4.　定価（本体2,100円＋税）　ISBN978-4-524-26414-8

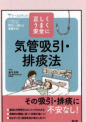

急変対応力10倍アップ
臨床実践フィジカルアセスメント
編集 佐藤憲明

患者急変を最短で見抜くための「実践アセスメントスキル」を網羅した1冊．「一刻を争う場面で，最適な手技をいかに選ぶか」という，実践からしか学び得ない臨床知を150点以上の写真でリアル・ビジュアルに展開．

B5判・182頁　2012.5.　定価（本体2,400円＋税）　ISBN978-4-524-26472-8

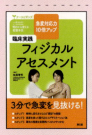

看るべきところがよくわかる
ドレーン管理
編集 藤野智子／福澤知子

ドレーン管理で必須の手技・知識，主なドレナージシステムのしくみを押さえた上で，胸腔・脳室・腹腔など代表的なドレナージの管理・観察のポイントを根拠とともに解説．基本から臨床の実際の手技までわかる一冊．

B5判・174頁　2014.4.　定価（本体2,300円＋税）　ISBN978-4-524-26749-1

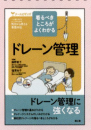

初めての人が達人になれる
使いこなし 人工呼吸器（改訂第2版）
著 露木菜緒

新人でも「一通りわかる・できる」知識と技術の習得を目的とし，人工呼吸器の組み立てからその仕組み，モードやグラフィック，ケア・管理まで，新人が戸惑いやすいディテールをやさしくビジュアルに解説．

B5判・172頁　2016.8.　定価（本体2,300円＋税）　ISBN978-4-524-25476-7

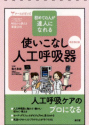

気づいて見抜いてすぐ動く
急変対応と蘇生の技術
編集 三上剛人

急変を見抜き，心停止に陥らせないための適切な対応法を解説した実践書．「急変対応編」と「蘇生の技術編」の2部構成．院内の急変対応を要する場面でどのように考え行動すべきかを学べる看護師必読の一冊．

B5判・236頁　2016.11.　定価（本体2,700円＋税）　ISBN978-4-524-26797-2

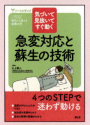

南江堂　〒113-8410 東京都文京区本郷三丁目42-6　（営業）TEL 03-3811-7239　FAX 03-3811-7230　www.nankodo.co.jp